AF410771

# No más dietas, aprende a manejar tu insulina

*Descubre cómo funciona tu cuerpo cuando comemos
y cómo obtiene energía de los diferentes alimentos*

Juanjo García Cabrera

# Contenido

Dedico este libro a mi mujer, Cristina, la que más ha tenido que aguantar mi dedicación a este increíble mundo de la nutrición, pero la que también más me ha apoyado.

Gracias de corazón a Pepe y Carlos, que me han ayudado con la corrección.

Y a todos mis amigos y familiares, a los que muchas veces les he amargado alguna comida, pero siempre me han escuchado.

**¡¡Gracias a todos!!**

# *Advertencia*

Este libro ha sido escrito en base a una experiencia personal y debe usarse como una fuente de información. La información contenida en este libro no debe usarse nunca para sustituir las recomendaciones de un médico profesional. Siempre debe consultar primero con su médico antes de empezar cualquier régimen, dieta, ejercicio o cambio que pueda afectar a su salud.

El autor comparte su experiencia personal, no es médico ni nutricionista profesional. El contenido del libro es la mezcla de conocimientos, experiencias y conclusiones extraídas por el autor después de leer muchos libros sobre nutrición y otras diferentes fuentes de información. Se ha revisado para asegurar que la información es veraz, pero también se han simplificado las explicaciones para que sean comprensibles por todos los lectores. No es un libro científico y está dirigido a personas que no tienen conocimientos sobre nutrición. Por consiguiente, ni el autor ni la editorial ofrecen garantía alguna sobre los datos contenidos en el libro, además de quedar excluidos de toda responsabilidad relacionada con daños personales, materiales y patrimoniales.

# Introducción

Qué rápido ha pasado el último año desde que decidí cambiar radicalmente mi forma de comer y, sobre todo, desde que decidí empezar a estudiar todo lo relacionado con la insulina, azúcar y los carbohidratos en general. No estaba gordo, mi familia y amigos me describían como alto y delgado, pero he llegado a perder diecinueve kilos y me siento mejor que nunca. En ningún momento mi objetivo fue perder peso, sino entender cómo tenemos que comer, qué sucede dentro de nuestro cuerpo y cuáles son las repercusiones de la mala alimentación. Pero el resultado ha sido realmente increíble y todo ha sucedido muy rápido y de manera intensa.

En este poco tiempo me he encontrado de todo, pero quiero destacar dos cosas: sorpresa y rechazo. Sorpresa porque la gente me veía más delgado, mucho mejor de ánimo y fuerza, y sin pasarlo mal con una dieta. Por supuesto, todos me preguntaban qué había hecho y me ha tocado contarlo cientos de veces. Y rechazo, porque según iba comprendiendo mejor a mi cuerpo, comía de una manera, vamos a decir, más «peculiar», y la gente no lo entendía. En verano, de vacaciones, no puedes salir a tomar cañas y pedirte una botella de agua con una tapa de secreto ibérico, porque pasas a ser un bicho raro. No puedes decirle a tu suegra que no vas a tomarte ese zumo de naranja recién exprimido porque con unos huevos y queso es un desastre de mezcla. Y tampoco ayuda que en tan poco tiempo me haya leído ya doce libros de nutrición, pero es que jamás he encontrado ni hecho nada en mi vida que haya tenido tanta repercusión positiva en mi cuerpo.

Tengo que reconocer que todo empezó gracias a un enlace de internet que me pasó mi amigo Carlos Bote. Es el blog de Jorge, un pediatra del Hospital San Jorge de Huesca, que empezó con una página de meteorología, pero donde además hace un extraordinario trabajo de difusión con artículos de nutrición, basándose en el control de la insulina. Y donde además se molesta en leer y responder a los cientos de comentarios de cada entrada de su blog. Se aprende tanto o incluso más en sus detalladas respuestas que en el artículo. ¡¡Gracias, Jorge!!

Empecé con cero conocimientos de nutrición y, por supuesto, tampoco soy médico, pero a medida que avanzaba leyendo libros y aprendiendo más, me enganché por completo. Como decía antes, lo he contado tantas veces a personas tan diferentes que cuando me leía los últimos libros ya solo pensaba en que «esto me viene bien para explicárselo mejor a la gente». Me he dado cuenta que el nivel de educación nutricional que tenemos en general es muy bajo y así es imposible comer bien. Si no sabes distinguir entre carbohidratos, grasas y proteínas (macronutrientes), es muy probable que estés mezclando la comida de forma incorrecta y haciendo trabajar mal a tu cuerpo.

Mi trabajo tiene que ver con la venta de tecnología y creo que se me da bien recoger información, sintetizar y exponer de forma sencilla para que se pueda entender a todos los niveles. Al final es lo que estoy haciendo todos los días cuando me preguntan por mi cambio de forma de comer, y por eso me he decidido a resumir todo lo que he aprendido en este libro. Está escrito de la manera más coloquial posible, reduciendo al máximo posible la parte médica más complicada, y por supuesto basado en mi experiencia y conocimientos no profesionales, insisto. Seguro que, si este libro lo lee algún profesional, no estará de acuerdo con alguna de las ideas o temas mencionados, pero no está pensado para él, sino para ti, que no tienes conocimientos avanzados ni de medicina ni de nutrición.

Eso sí, muy importante: estos cambios siempre se tienen que hacer de la mano de un médico que pueda controlar tu evolución y, por supuesto, siempre que no tengas una enfermedad con necesidades especiales de alimentación. Aunque realmente no estamos haciendo nada raro ni incorrecto, lo que te voy a contar no tiene nada que ver con una dieta; no vamos a eliminar nutrientes, simplemente vamos a aprender a comer. No creo que ningún médico nos pueda decir que quitarnos el azúcar sea algo malo. Yo he seguido mi evolución con análisis cada pocos meses gracias a mi amigo Fran, que tiene un laboratorio y me ha ayudado a entender lo que necesitaba controlar. ¡¡Gracias, Fran!!

Te lo recordaré a lo largo de todo el libro, es importante que empieces desde ya pensando que esto no es una dieta para un par de meses, bajar unos kilitos y vuelta a empezar. Tenemos que asumir que tal y como comemos ahora mismo no es sano, hay que luchar contra el estrés, las costumbres y las creencias. Si fallas en el primer intento, no pasa nada, vuelve a leer el libro un poco más adelante. Los beneficios son tan increíbles que, aunque falles, enseguida te picará el gusanillo de volver a comer bien. Pero si lo haces bien, notarás resultados enseguida.

He intentado ordenar el libro en base a mi experiencia contándoselo a mucha gente. No te saltes nada, aunque parezca evidente. Hay cosas que son muy disruptivas y muy diferentes a como te han contado hasta ahora. Lo del zumo de naranja, por ejemplo, ha traído cola, creo que el 90 % de la gente me ha discutido que el zumo de naranja no puede ser malo. Imagínate su cara cuando les digo que eso es un vaso de agua con el azúcar de cuatro naranjas. Te invito a que te cuestiones todo e intentes construir tu base de conocimientos de nutrición desde cero. Nadie conoce tu cuerpo mejor que tú.

Bueno, ¿y esto tiene un nombre? Pues sí, la gente lo conoce por el nombre de «dieta cetogénica» o Keto, de la palabra «ketogeni», en inglés. Recuerda que el concepto de dieta define una forma de comer y no tiene que ser siempre asociado a una restricción. El nombre de la dieta viene por la producción de cetonas (cuerpos cetónicos) que nuestro cuerpo tiene que generar cuando dejamos de consumir hidratos. Estas cetonas se producen en el hígado a partir de la grasa y se utilizan como energía por todo el cuerpo, incluyendo el cerebro. De acuerdo, nuestro cuerpo funciona con glucosa, pero eso no significa que la tenga que recibir directamente en forma de azúcar. El cuerpo es perfectamente capaz de generar su glucosa a partir de otros nutrientes.

Espero de todo corazón que al finalizar el libro haya conseguido cambiar algo tu punto de vista sobre la comida, que mejore tu salud y que, por supuesto, me cuentes tu experiencia Keto.

# No más dietas ni contar calorías

Vamos a empezar aclarando que esto no es un libro de dieta. Se acabaron las dietas restrictivas y el contar calorías. ¿Cuántas veces has intentado ponerte a dieta, has perdido unos kilos y enseguida vuelta al punto de partida? Siempre he creído que esa pérdida de kilos ha sido más perjudicial que beneficiosa para tu cuerpo. Le has puesto en una situación de estrés, seguro que le has quitado de macronutrientes esenciales como son las grasas, y encima no ha sido fácil y has pasado hambre. Es más, tu cuerpo se ha quedado en alerta y ha decidido empezar a guardar más reservas para la próxima vez que se te ocurra la genial idea de ponerte a dieta. Y seguramente estés de mal humor por haber pasado hambre.

¿Y no será mejor aprender a comer que ponerse a dieta? Y si te digo que aprendiendo a comer vas a adelgazar mucho más rápido, sin tanto esfuerzo y de forma más sana, ¿no te pica la curiosidad? Te puede sonar raro, pero ahora yo como muchas más cosas que antes, más cantidad, y sobre todo disfruto mucho más de la comida. Por supuesto que me he quitado de cosas, pero no creo que te extrañe que te diga que no podemos o debemos comer bollería, dulces, bebidas azucaradas, comida procesada, alcohol, etc.

En lugar de pensar qué dejar de comer, me he dedicado a aprender qué puedo comer y cómo tengo que hacerlo. Comer bien no es quitarse la grasa y el pan como hacemos en las dietas habitualmente y, ni mucho menos, dejarte un dineral en el supermercado comprando cosas *light*, *bio* o 0 %. Lo primero que tienes que hacer es entender qué es lo que estás comiendo, qué son las grasas, las proteínas y los hidratos de carbono. Y luego entender cómo tu cuerpo utiliza estos nutrientes para generar energía que necesita en su actividad diaria. Esta energía es la que estamos acostumbrados a medir en kilocalorías, y es simplemente el valor energético que tiene el alimento en cuestión.

Que un alimento tenga muchas calorías no significa que engorde mucho, sino que tiene un alto valor energético. Que engorde o no depende de nosotros, de cuándo lo comamos, de la actividad física, de cómo lo mezclemos con otros alimentos y del objetivo con el que nos lo comamos. Estamos de acuerdo que un plato de verduras que aporte doscientas calorías no debería ser lo mismo que un bocadillo de chorizo que aporte también doscientas calorías, ¿verdad? Pues por eso digo que contar las calorías no vale para nada. Hay que conocer los alimentos y entender de dónde vienen esas doscientas calorías. No es lo mismo la verdura, que son carbohidratos complejos, de lenta absorción y llenos de vitaminas, que un bocadillo de chorizo donde estamos mezclando los carbohidratos simples del pan, de rápida absorción, con la grasa de un espectacular chorizo del pueblo. Y, ojo, que aquí el problema no está en la grasa del chorizo, sino en los carbohidratos del pan. A lo largo del libro veremos cómo ese inocente trozo de pan genera insulina suficiente para convertir un bocadillo en tus nuevos centímetros de cintura.

Estoy seguro que al final del libro verás que lo importante no es mirar las calorías de un alimento, sino entender su composición, cuántas grasas tiene, qué porcentaje de los carbohidratos son glucosa, etc. Que vayamos a un restaurante y al lado de un plato nos digan que es hipercalórico, *a priori* no significa nada, nos tenemos que cuestionar qué es. A lo mejor es un rico desayuno de huevos, jamón, queso y leche. Y te vas a sorprender, pero ese desayuno es perfecto, lleno de energía y potentes grasas. Lo sé, esto ya no te cuadra, espera a leer un poco más y verás por qué lo digo.

Por favor, insisto, esto es para toda la vida. Si quieres cuidarte y saber que estás alimentando bien tu cuerpo, tienes que meterte en la cabeza que lo estabas haciendo mal y hay que corregir. Cuando me encuentro con alguien que ha empezado a comer bien siguiendo alguno de los consejos que le he dado, y de repente me dice que «lleva un mes y dieciséis días sin azúcar, que ya le queda menos», me temo que esa persona sigue pensando en modo dieta y que en cuanto llegue a su peso volverá a comer mal.

# El objetivo es estar sano, no perder peso.

Estoy de acuerdo que a la mayoría nos sobran unos kilos, pero el objetivo que debemos buscar en una alimentación es estar fuerte, sano y saludable, en lugar de pensar únicamente en perder peso. El cuerpo es lo suficientemente inteligente como para darse cuenta de que, si como sano, me mantengo activo y practico deporte, esas grasas que guardaba en nuestra cintura ya no las necesita, y lógicamente bajaremos de peso.

Al principio de cambiar mi forma de comer me pasaba el día en la báscula porque es verdad que los resultados son asombrosos, pero poco a poco vas descubriendo el resto de las cosas positivas que tiene: muchísima más energía que antes, estado de ánimo a tope, más calidad de sueño, digestiones perfectas, nada de gases, etc. Y todo esto hace que te olvides de la báscula. Ahora mismo me da igual lo que pese, sé que estoy sano, que alimento a mi cuerpo bien y que manejo perfectamente la ingesta de comida en función de la actividad que vaya a hacer.

Como sé que nos obsesiona un poco la pérdida de peso, vamos a dividir nuestro proceso en dos partes. La primera parte serán unas semanas en las que seremos un poco más estrictos, nos costará más acostumbrarnos, pero veremos resultados enseguida. Y la segunda parte NO es cuando hemos conseguido nuestro peso ideal, sino cuando hemos comprendido cómo funciona nuestro cuerpo, qué puedo comer en cada momento, qué pasa si mezclo esos huevos revueltos con un zumo de naranja, etc. Insisto en que el peso es lo de menos, verás cómo tu cuerpo lo ajusta automáticamente y perderá todo lo que necesite.

Nuestro objetivo es aprender a comer y a interpretar nuestro cuerpo. Mientras no tengamos claro qué comemos o si lo estamos mezclando bien, seguimos en esa primera fase, donde evitamos todo tipo de azúcar y generar insulina. La segunda fase llegará y será la fase de la normalidad, en la que no nos cuesta planificar las comidas y no nos volvemos locos pensando qué comer en cada momento.

A todos los amigos que les he contado mi experiencia, lo primero que me dicen es «me encanta, me tienes que hacer un menú para la semana». No, no te voy a hacer un menú, quiero que aprendas, que entiendas qué hay que comer, qué mezclar y cuándo puedes hacerlo. Si esta mañana has decidido desayunar cereales, no comas pasta y cenes leche con galletas.

Esa segunda fase también es cuando habrás entendido que tampoco tienes que volverte antisocial y ser 100 % estricto, pero sí entender y valorar si merece la pena lo que estás comiendo. Te lo explico de otra manera: no pienso dejar de comer paella, ¡¡me encanta!!, pero voy a comerla una vez al mes e intentar no comerme después una tarta de chocolate. En la primera fase, si hemos dicho de ser más estrictos, no puedes tomar una cerveza de vez en cuando. Tampoco puedes tomar un poquito de dulce después de comer porque tu cuerpo te lo pide. Espérate a entender qué hace ese poquito de dulce justo después de la comida y entenderás mi respuesta.

Esto no es una ciencia exacta, y cada uno somos diferentes, pero te aseguro que el poquito a poquito hace mucho, y enseguida verás resultados en tu cuerpo. Hay gente que le costará un poco más y otras que se acostumbren enseguida a comer diferente. Hay gente que está realmente enganchada a la comida procesada, azúcares, refrescos, etc. Y, como explicaremos más adelante, el azúcar es muy adictivo. Eso sí, te lo aviso, esto es un todo o un nada. No vale decir «pero si solo he comido un poco de chocolate». En esta primera fase no vale porque estamos buscando enseñar a tu cuerpo a consumir otro tipo de energía, y si le sigues dando azúcar, por muy poca cantidad que sea, no lo vamos a conseguir.

Vamos poco a poco y en orden, como hemos dicho lo primero es aprender a distinguir qué comemos para poder asegurar que le damos a nuestro cuerpo lo que necesita.

# Macronutrientes: carbohidratos, grasas y proteínas

Este capítulo al principio me parecía innecesario, pero hablando con mucha gente me he dado cuenta que la mayoría no sabían distinguir los macronutrientes. Pues es muy importante, tenemos que entender qué es lo que compramos y comemos para saber cocinarlo, mezclarlo y decidir en qué momento comerlo.

No voy a entrar en la definición científica de qué es cada uno de los macronutrientes, pero si no sabes lo que son, es difícil entender cómo tu cuerpo los usa y aprovecha. Básicamente quédate con que los alimentos que comemos están formados por nutrientes que aportan energía y todo lo necesario para el correcto funcionamiento del organismo. Normalmente los conocemos con el nombre de «carbohidratos», o hidratos de carbono, grasas y proteínas, que son los principales nutrientes que encontraremos en la comida. Los micronutrientes son las vitaminas y minerales, que también son muy importantes y hablaremos de ellos en el capítulo de suplementos alimenticios.

Olvídate de todo lo que conocemos hasta ahora, de cuáles son buenos o malos, de los que recomiendan quitar en las dietas, de los que usan los deportistas, etc. Pon tu mente en blanco y cuando leas intenta comprender qué son cada uno de ellos desde el punto de vista de cómo nuestro cuerpo los asimila y genera energía.

## Hidratos de carbono

Sabes lo que son seguro porque comes muchísimos a lo largo del día. Son por ejemplo los cereales, la pasta, arroz, verduras, legumbres, pan y el azúcar en general.

Los carbohidratos son la principal fuente de energía, porque es fácil y rápida. Podemos encontrar hidratos de carbono en forma de almidones y diversos azúcares. Hay muchas definiciones y clasificaciones, pero vamos a quedarnos fundamentalmente con que hay hidratos de carbono simples y complejos. Si quieres aprender más sobre los hidratos hay muchos libros, pero creo que no es necesario para nuestro objetivo.

Los simples son los azúcares (glucosa y fructosa), que necesitan poco trabajo para convertirlos en energía. Esto es lo más importante que tenemos que entender, dicho de otra manera, son los que menos trabajo le cuesta a nuestro cuerpo convertir en energía. De hecho, pueden pasar directamente al tracto alimentario. Y los complejos son aquellos que el organismo tiene que procesar para convertir en energía, como por ejemplo el pan, arroz, la pasta y las verduras. Concretamente son aquellos que tienen una gran cantidad de almidón, glucógeno y celulosa. En este caso, nuestro cuerpo tiene que convertirlos en simples para luego aprovecharlos como energía.

La función principal de los carbohidratos es la energética, es decir, el cuerpo en la función de metabolismo quema estos nutrientes y genera energía. Son la fuente de energía más fácil, aportando 4 kcal por cada gramo. Pese a que todo esto parece positivo, el problema viene cuando no consumimos de forma equilibrada estos carbohidratos, cuando la mayoría son simples y, sobre todo, cuando los tomamos a todas horas sin tener en cuenta para qué vamos a necesitar esa energía que aportan. Al final, si nuestro cuerpo tiene energía en exceso, no le queda otra que acumularla, y ahí es donde vienen los problemas de engordar, triglicéridos, colesterol, hipertensión, etc.

Y esta es nuestra sociedad, es lo que tenemos todos los días, un mundo lleno de carbohidratos simples de fácil acceso y bajo precio. Piensa en tu supermercado habitual y recuerda la cantidad y variedad de cereales, galletas, dulces, panes, bebidas azucaradas, etc. ¡¡Si es que el pasillo de las galletas es el doble de grande que el de las verduras!! Todos los artículos están llenos de dibujos, *marketing* para niños, regalos, promociones, ofertas de «*pack* familiar», todas con extra de azúcar o bañadas en chocolate.

También es importante que no clasifiquemos los alimentos solo por su nutriente principal, por ejemplo, los frutos secos. No son solo hidratos de carbono, tienen también grasas y proteínas. Incluso algunos frutos secos tienen más grasas que hidratos, como las nueces de macadamia. Como te decía antes, es importante que empieces a entender la composición nutricional de los alimentos e inviertas dos minutos en leer lo que comes.

En este punto seguro que ya estás pensando cosas que no te encajan, como que, por ejemplo, la fruta tiene azúcar, concretamente fructosa, luego tiene hidratos de carbono. ¿Me estás diciendo que la fruta es mala? ¿No puedo comer fruta? No, no he dicho eso. Ya hablaremos de la fruta porque tiene fibra y nos ayuda a absorber esa fructosa de forma diferente.

Vamos a seguir viendo el resto de macronutrientes que tendremos mucho tiempo de seguir aprendiendo cosas de los carbohidratos.

## Grasas

Este reconozco que ha sido mi gran descubrimiento. Siempre las he tenido como algo malo, perjudicial, que no aportaba nada y que había que evitarlo. Las madres, abuelas y lo peor de todo, el médico, todos nos han dicho siempre que las grasas son perjudiciales. ¡¡Qué gran error!!! Las grasas es otro nutriente más, con un aporte de energía importantísimo. De hecho, es como nuestro cuerpo decide almacenar la energía por si un día le falta. Será por algo.

La grasa para empezar genera 9 kcal/gr, más del doble de la que se libera con hidratos de carbono y proteínas. Esto podría significar que comiendo grasa reduciremos la cantidad de alimentos necesarios para tener la energía necesaria en nuestro día a día. Las grasas son más fáciles de reconocer que los hidratos, todos sabemos que el aceite, la mantequilla y algunas carnes tienen mucha cantidad de grasa. La grasa podemos encontrarla de muchas formas, por ejemplo, el aceite o la manteca son sólidos cuando están fríos y líquidos cuando están calientes. La grasa que ingerimos la clasificamos como alimentaria, y la grasa que genera nuestro organismo es la grasa corporal, como los triglicéridos por ejemplo, que es como almacena nuestro cuerpo la energía sobrante. También he leído en algunos libros sobre la grasa estructural, que es la propia grasa intrínseca que está en nuestras células. Y, por supuesto, seguro que has oído la clasificación de grasa saturada, monoinsaturada y poliinsaturada. Esta última es la que encontramos normalmente en la información nutricional de los alimentos.

La grasa tiene muchos mitos, la mayoría negativos, y creo que por falta de conocimiento e información. La grasa saturada siempre nos han dicho que es mala, pero por ejemplo la leche materna tiene un porcentaje muy alto de grasa saturada, el aceite de coco, el aguacate, etc., también. El problema no está en esta grasa en sí, sino en cómo y cuándo la comemos y cómo la mezclamos. Por favor, es importante que te olvides de que las grasas son malas, de que hay que evitar las grasas saturadas porque favorecen el colesterol y los infartos. Eso no es correcto, hay muchos estudios donde se demuestra que el consumo de grasa saturada no tiene vinculación con muchas enfermedades como hasta ahora pensábamos. Y cada vez son más los indicios que apuntan a los hidratos de carbono como los perjudiciales en lugar de las grasas. En breve veremos cómo las grasas estarán por encima de los cereales, legumbres y arroz.

Y, entonces, ¿por qué hasta ahora eran el malo de la película y lo primero que nos quitaban? Pues porque si nuestro cuerpo ya tiene el 100 % de la energía que necesita cubierto por hidratos de carbono facilones, que le cuesta mucho menos consumirlos, no necesita que le añadas más energía con grasas, y entonces directamente las guarda. Pero la culpa no es de las grasas. Ahora piensa qué pasaría si la mayoría de la energía que necesita el cuerpo se la damos con grasas en lugar de hidratos. Pues sí, es posible, incluso mejor y más saludable. Aquí es donde comienza una bonita historia de amor con las grasas que estoy seguro que te sorprenderá.

En el siguiente capítulo explico cuál es el proceso de transformación de estos nutrientes en energía y entenderás por qué es un error reducir las grasas. Es más, voy a intentar explicaros por qué creo que nuestro cuerpo funciona mejor con grasas que con hidratos.

## Proteínas

Las proteínas son los nutrientes neutrales, no las tenemos clasificadas ni como buenas ni como malas en nuestra cabeza. Son importantes para el crecimiento y desarrollo personal, mantenimiento y reparación del cuerpo, y además constituyen parte de hormonas tan importantes como las tiroideas.

Aunque las proteínas también las utilizamos para proporcionar energía, su papel principal es formar parte de todas las células. En el caso de que no le aportemos a nuestro cuerpo energía suficiente en la dieta mediante grasas e hidratos, tendría que utilizar proteínas, quitándose de otros sitios donde a lo mejor eran necesarias para el desarrollo de músculo, por ejemplo. Esta conversión ocurre principalmente en el hígado y tiene sus limitaciones. Los seres humanos no tenemos la misma capacidad de sintetizar proteínas como las plantas, por ejemplo, de ahí que sea importante la calidad de proteína que tomamos.

Las proteínas cuando pasan al tracto intestinal sufren una serie de transformaciones químicas, se convierten en aminoácidos, pasan al torrente sanguíneo y acaban procesándose en el hígado, como hemos dicho. Aquí se aprovecha toda la cantidad necesaria, se manda a los músculos, que son el principal depósito de proteína, y el resto se transforma en glucosa.

Muchas de las dietas famosas, como la del Dr. Dukan, se basaban en un consumo elevado de proteínas, eliminando los otros dos macronutrientes. Esto verás que es un error, y en nuestro caso no vamos a incrementar el consumo de proteínas. Esto quiere decir que no vale dejar de comer pasta e inflarse a comer carne o embutido. Este es el argumento típico que utilizan para dudar de la gente que sigue una dieta keto.

# Comemos para generar energía

Como has podido ir comprobando, uno de los objetivos principales de la alimentación es suministrar energía suficiente para que nuestro organismo funcione. Pero ahora que sabes qué tipos de nutrientes hay y la cantidad de energía que proporcionan, es importante que comprendamos cómo nuestro cuerpo la consigue de cada uno de ellos.

Nuestro organismo es muy inteligente y por supuesto va a buscar la mayor efectividad posible en su trabajo. Si para conseguir energía la obtiene antes de los azúcares que de la grasa, está claro que primero irá a por el azúcar. Y si además sabe que una grasa le aporta más del doble de energía que el azúcar, se la va a guardar para cuando no le demos azúcar.

Empecemos por los hidratos de carbono, que hemos dicho que hay simples y complejos. Los simples, por ejemplo, son los azúcares, y el cuerpo los procesa muy fácil y mete directamente en el torrente sanguíneo. Es energía limpia y rápida que puede usar muy rápido y sin complicaciones, pero que no dura mucho. De ahí su nombre de hidratos de absorción rápida.

En cambio, los hidratos de carbono complejos, como el arroz y los cereales, deben descomponerse en simples para poder ser procesados por nuestro cuerpo. Por eso se llaman de absorción lenta, porque nuestro cuerpo tarda más en poder utilizarlos. Con este tipo de hidratos de carbono, el nivel de azúcar en sangre se mantiene más bajo y estable que con los simples, que provocan un pico de glucosa en sangre. Importante esta diferencia para decidir qué tipo de energía necesitamos en cada momento.

Como resumen de los carbohidratos, vemos que nuestro cuerpo siempre termina convirtiéndolos en azúcar de alguna manera. Esta glucosa es usada en las células y músculos del cuerpo y también en el cerebro. Está claro que los carbohidratos son una fuente de energía importante, pero en el siguiente capítulo veremos qué pasa con ese azúcar que sobra cuando nuestra alimentación se basa en un porcentaje alto de carbohidratos.

Así como hemos dicho que los carbohidratos se descomponen en glucosa, las proteínas se descomponen en aminoácidos. Son moléculas complejas y se tarda más que los hidratos de carbono en procesarlas. Hay muchos tipos de aminoácidos, algunos de ellos los puede sintetizar el propio cuerpo y otros se los tenemos que aportar a través de la dieta. Son los aminoácidos esenciales.

Me gusta explicar que las proteínas están pensadas para construir y reparar, más que para aportar energía. Es decir, si nosotros le damos suficiente energía mediante hidratos o grasas, el cuerpo no tendría que utilizar las proteínas. Pero en cambio, si no tiene energía suficiente, transformará las proteínas y dejará de usarlas para mantener nuestro cuerpo. Es por eso que no me gustan nada las dietas que están basadas en consumir solo proteínas ni aquellas en las que se eliminan, por supuesto. Estamos quitando al cuerpo dos de los nutrientes principales para proporcionar energía, las grasas e hidratos, y obligando a nuestro hígado a procesar mucha proteína.

Si os fijáis en la mayoría de las pirámides nutricionales que nos proponen en las dietas, el porcentaje de proteínas que se recomienda es muy similar. A no ser que realices algún deporte intenso o que tu objetivo sea crecer en músculo, el consumo habitual de proteínas en una dieta sana y equilibrada es suficiente. Quizá sea mucho más importante asegurarnos que esa proteína sea de calidad y que no proceda de comida procesada.

Y ahora vamos al último nutriente y para mí, el más importante: las grasas. Necesito que olvides todo lo que has oído sobre las grasas. Lo primero, no son malas, las saturadas tampoco, no hay que evitarlas, no suben el colesterol malo, no provocan enfermedades coronarias. Si necesitas volver a leer la última frase, no pasa nada, es normal. Te lo voy a repetir por si acaso: las grasas no son malas y las saturadas tampoco. Las grasas son la fuente de energía más eficiente (9 kcal por gramo, más del doble que un hidrato) y además son las más lentas de procesar. Esto ya veremos que en cuanto lo sepamos manejar, será lo más interesante para nosotros a la hora de conseguir energía durante más tiempo.

Las grasas son moléculas complejas compuestas de ácidos grasos y glicerol. Nuestro organismo utiliza las grasas para generar energía, para el crecimiento y para sintetizar hormonas y sustancias necesarias para el día a día.

Y, entonces, ¿dónde está el problema?, ¿por qué nos las prohíben en las dietas? Pues porque no estamos gestionando bien nuestra energía y además comemos en el orden equivocado. Nuestra dieta habitual en esta dichosa vida moderna llena de estrés tiene un alto porcentaje de carbohidratos simples, comemos mucho azúcar y comida procesada, y nuestro cuerpo tiene energía suficiente para el día a día. Entonces toda la grasa que añadimos le sobra y tiene que guardarla. Recuerda que, además, la grasa es lo primero que nuestro cuerpo guarda porque genera más del doble de energía que los otros nutrientes.

El orden y la forma de mezclar la comida es nuestro gran error. Si mezclamos grasas con azúcares nuestro cuerpo va a querer procesar el azúcar lo primero y las grasas las va a tener que guardar en el almacén. Pero, en cambio, si comiéramos solo grasas y nuestro cuerpo no tiene azúcar, no le queda otra que procesar esa grasa y convertirla en energía. Te pongo un ejemplo muy sencillo: si te comes un rico filete de secreto ibérico, con toda su grasa y proteínas, ¿dónde está el problema? ¿En la grasa? No, porque tu cuerpo debería procesarla para sacar energía y no guardarla. El problema está en que ese filete lo acompañamos de un refresco con el triple de azúcar máximo recomendado para un día y de unas patatas fritas llenas de hidratos de carbono. ¿Dónde va ahora la rica grasa de ese filete? A convertirse rápidamente en triglicéridos y colesterol LDL, vulgarmente conocido como «el malo». Pero no es culpa del filete, es culpa nuestra por darle energía fácil. El cuerpo lógicamente va por el camino corto para conseguir la energía, y con el refresco y las patatas o el pan tiene suficiente.

Este es el truco de todo, aquí es donde la mayoría nos equivocamos. No hay comida mala, sino una mala mezcla de alimentos. En España tenemos una mala costumbre de terminar las comidas con postre, y lógicamente suele estar repleto de azúcar. Si después de un magnífico cocido madrileño, te metes una tarta de chocolate, ¿qué pasa? Seguro que ya le estamos echando la culpa al tocino del pueblo que hemos metido en el cocido, pues no, el problema es que le has dado a tu cuerpo una opción más atractiva para coger energía, una riquísima tarta de chocolate o un trozo de pan.

Todo el mundo me pregunta por la fruta de postre, que si es buena. Pues sucede lo mismo, mezclar una comida rica en grasas saludables y proteínas con un plátano no es la mejor combinación. Eso no quiere decir que dejes de comer fruta, que tiene un aporte de vitaminas y además el azúcar que tienen es fructosa mezclada con fibra, mucho menos mala que otras opciones. Lo que estoy diciendo es que la tomes después, a media mañana o para merendar, lejos de la comida, para que tu cuerpo no tenga que elegir entre azúcar rápido o grasas.

Me gusta mucho contar un ejemplo que leí en un artículo: el azúcar es como el papel en una barbacoa, se enciende el fuego en cuestión de segundos, pero dura muy poco. En cambio, las grasas son como el carbón, mucha mejor fuente de energía, más duradera, pero menos explosiva. Pues tenemos que conseguir que nuestra barbacoa funcione con carbón.

En resumen, que tenemos que ser capaces de entender qué darle a nuestro cuerpo en cada momento. Si estamos desayunando necesitaremos energía para toda la mañana, podemos por ejemplo tomar un buen aporte de grasa saludable que nos va a durar muchas horas. Pero si estamos cenando, no tomes pasta, que desde luego no creo que necesitemos esa gran cantidad de energía para ir a la cama. Otra cosa es que trabajes de noche y necesites esa energía, pero entiendo que la mayoría se va a la cama, en cuyo caso no necesitamos toda esa energía. En el siguiente capítulo vamos a introducir el tema principal del libro, la insulina. Hemos mencionado un par de veces que cuando ingerimos alimentos de más, el cuerpo tiene que almacenarlos. Que si tomamos mucho azúcar, lo que sobra hay que guardarlo, no se puede quedar en el torrente sanguíneo. Pues bien, precisamente la insulina es la encargada de eliminar ese exceso de glucosa en sangre. Vamos a descubrir cómo funciona.

# La insulina

Cuando empecé a leer y a estudiar sobre nutrición no tenía ni idea de lo que era la insulina. Solo me sonaba a diabéticos y que se pinchaba. Desde luego no sabía cómo la utiliza mi cuerpo, la capacidad que tenemos nosotros de controlarla o generarla, mejor dicho, y cómo afecta a lo que hemos comido.

La insulina es una hormona generada por el páncreas, encargada del aprovechamiento metabólico de los nutrientes, sobre todo de los glúcidos o azúcares. La función principal es transportar la glucosa de la sangre a las células, sobre todo al hígado, músculos y tejido adiposo. La insulina se genera por varios estímulos y el principal es la llegada de glucosa a la sangre por ingesta de hidratos de carbono.

El problema es que la insulina también favorece la síntesis de las grasas convirtiéndola en triacilgliceroles (triglicéridos). Si además de comer azúcares, hemos ingerido también grasas, cuando lleguen al torrente sanguíneo también se van a encontrar con esta insulina y es aquí donde estamos haciéndolo mal. El problema como hemos visto está en la mezcla, es incorrecta, hemos metido azúcares, demasiados azúcares (que han generado insulina) con grasa y proteínas.

Para que entendamos el proceso de una manera sencilla, piensa que en cuanto empezamos a comer nuestro cuerpo tiene que preparar todo para procesar la comida. Cuando comemos algo dulce, ya desde el primer contacto con nuestro cuerpo, es decir, en la boca, nuestro cerebro detecta que hay algo dulce y directamente lanza la orden a nuestro páncreas de generar insulina. Está preparándose... Cuando la comida, grasas incluidas, llega al torrente sanguíneo ya se encuentra con esa insulina que es la encargada de transportar la energía a las diferentes partes del cuerpo.

Nuestro cuerpo ya no va a aprovechar la energía de esas grasas, al revés, las va a guardar directamente sin preguntar. La insulina va a convertir esa grasa en triglicéridos y al almacén. ¡¡Aquí es donde estamos engordando!! Nuestro cuerpo mediante la insulina ha dicho que tiene suficiente con los carbohidratos y que el resto se convierte en un par de tallas más de pantalón.

Cuando vamos a hacernos un análisis y nos salen los triglicéridos altos, lo primero que nos dicen es, quítate la grasa. Esto es un error, el problema no es la grasa, es que la estás mezclando con azúcares y favoreciendo la generación de triglicéridos. Lo correcto sería reducir los carbohidratos e incrementar la ingesta de grasas sanas como aceite, aguacate, mantequilla, pescados grasos, etc.

A estas alturas del capítulo deberíamos ser capaces de ver que un filete no es malo, un filete con patatas es otra cosa, nos sobran esas patatas fritas. Ese magnífico desayuno de café con una tostada de tomate con aceite de oliva y un zumo de naranja resulta que no es tan bueno. Ahora podemos entender qué pasa cuando nos tomamos ese zumo que es agua con azúcar.

Entonces, ¿qué pasa si poco a poco le vamos quitando el azúcar a nuestro cuerpo? Pues que no generará insulina y por lo tanto dejará de guardar grasas. Es más, puede que tenga que hacer el proceso inverso al que estaba acostumbrado, la lipólisis de la grasa almacenada, es decir, recuperar los triglicéridos guardados y usarlos como energía. Así es como se empieza a adelgazar, así es como se reduce el tejido adiposo. Pero así es como nuestro cuerpo empieza a adelgazar de manera correcta, sin quitarle ningún nutriente necesario. Simplemente le estamos quitando el azúcar de alimentos no recomendables, y él se las tiene que ingeniar para buscar la energía de otro sitio.

Es muy importante entender que no estamos eliminando por completo la ingesta de carbohidratos, estamos tomando la cantidad justa y de calidad. Es mucho mejor que tomemos carbohidratos procedentes de las verduras, que no del pan blanco o refrescos. Los carbohidratos son necesarios, pero no como lo estamos haciendo. La vida moderna nos está empujando a comer mal y rápido, y esto favorece el consumo de comida procesada, que se basa en su mayoría en carbohidratos.

En cuanto a nuestro cuerpo le demos la energía justa, dejará de almacenar, y si además incrementamos el consumo con deporte, empezará a tirar de las reservas poco a poco. Podemos ajustar la ingesta de carbohidratos para ajustar ese consumo de reservas, pero nunca eliminarlo. Nuestro cuerpo tiene que tener grasas, hidratos y proteínas en cualquier dieta y situación. Por eso empecé el libro diciendo que esto no es una dieta restrictiva, ni es nada temporal, tenemos que aprender a comer para siempre.

Si recuperamos el tema de cómo consume nuestro cuerpo la energía y le añadimos la variable de la insulina, nos encontramos con una situación más complicada. Resulta que después de un desayuno de tostadas, café con leche y un zumo de naranja, nuestro cuerpo genera insulina y convierte ese desayuno en reservas, aprovechando muy poco de esa energía. A las 2-3 horas volvemos a tener hambre, que es la señal de que el nivel de insulina se ha restablecido y el cuerpo vuelve a pedir comida. Aquí empieza nuestra «glotonería», el azúcar llama al azúcar, y nos estamos convirtiendo en adictos a la insulina, digo al azúcar.

Sin embargo, si desayunamos unos huevos con jamón, queso y leche entera fresca, estamos tomando alimentos que generarán muy poca insulina, y si nuestro cuerpo está acostumbrado a consumir la grasa como energía, le estamos aportando combustible para muchas más horas que con los hidratos refinados. Esto hace que no tengamos ganas de comer durante más horas, y tampoco tendremos la sensación de hambre por la bajada de nivel de insulina.

Aquí tenemos uno de los primeros puntos que choca contra con lo que todo el mundo nos dice. ¿Qué es mejor? ¿Comer tres o cinco veces? No vamos a entrar en mejor y peor, vamos a ver qué significa cada una de las opciones. Si tienes que comer cinco veces, porque tienes hambre y lo necesitas, no por glotonería, es porque probablemente estás comiendo alimentos que no aportan suficiente energía, generan mucha insulina y duran poco en tu cuerpo. Seguramente tienes que desayunar, almorzar, comer, merendar y cenar. Y todavía alguien seguro que se levanta por la noche a picar en el frigorífico porque no aguanta toda la noche. Así lo que estamos consiguiendo es tener siempre picos de insulina, consumiendo solo azúcares, y sin tirar nunca de los otros nutrientes y reservas. En cambio, si comemos más grasas y proteínas, conseguiremos no generar tanta insulina, nuestro cuerpo estará mucho más saciado, no tendremos hambre y seremos capaces de solo desayunar, comer y cenar. Incluso podrías ser capaz de hacer ciertos ayunos, no eres adicto al azúcar y no tienes bajones. Si un día no te apetece desayunar, no pasa nada, tu cuerpo aguanta perfectamente desde la cena a media mañana o incluso la comida. Lo importante es que durante todo ese tiempo que no generas insulina tu cuerpo está quemando grasas, ingeridas o acumuladas.

Según vayamos ampliando conocimientos nos vamos a encontrar con contrariedades importantes. Hasta ahora podíamos pensar que si un cuerpo tiene mucho azúcar es porque está muy activo y gastará mucho, pero es justo al contrario. La insulina guarda la mayoría de la energía que comemos y tiene que ajustar el nivel de consumo al mínimo, nuestro cuerpo se pone en modo reserva. Es el principio del sedentarismo, y entramos en una cadena de quiero más azúcar porque se genera más insulina, y cada vez aprovecha menos la comida. El caso contrario es cuando tenemos mucha energía disponible, no la va a guardar porque no hay insulina y tiene que aumentar el metabolismo basal para quemarla. El cuerpo pasa a ser mucho más activo, querrá hacer ejercicio, dejará de ser sedentario, y estaremos a tope de una manera más estable.

Es un círculo muy vicioso, en un cuerpo obeso, sedentario, con cada vez más hambre, no podemos pedirle que deje de comer y haga deporte. Hormonalmente no puede, su metabolismo está en modo ahorro y no le vamos a convencer. Su cuerpo solo quiere azúcar y convertirlo no va a ser fácil.

En resumen, el manejo de la insulina es muy importante y tenemos que entender cómo nuestro cuerpo la genera para controlar la glucosa en la sangre. Cuidado que no estoy diciendo que la insulina sea mala y nuestro cuerpo no la necesite. La insulina es necesaria para el transporte de la glucosa a las células y músculos, etc. Pero no podemos asumir un exceso de insulina por ingesta elevada de azúcar como algo normal, y tenemos que evitar ingerir alimentos que estén todo el día forzando esta situación.

## Resistencia a la insulina

¿Es tan fácil como dejar de comer hidratos y mañana está todo solucionado? No, seguramente hemos estado castigando a nuestro organismo durante mucho tiempo. Pero eso no significa que no podamos corregirlo.

¿Qué nos vamos a encontrar? Muy probablemente que nuestro cuerpo es resistente a la insulina. Comemos tanto azúcar que nuestro cuerpo no para de generar insulina, y las células ya están acostumbradas a esos niveles. La insulina es como la llave de una cerradura, en este caso de las células, y la necesitamos para abrir la puerta. En un cuerpo sano las células necesitan poca cantidad de insulina para absorber la energía que le aportamos, pero si está totalmente saturada, cada vez necesita más y más cantidad de insulina. En este caso decimos que somos resistentes a la insulina, o insulinorresistentes.

La diabetes es una enfermedad en la que los niveles de glucosa en sangre están descontrolados, bien porque nuestro cuerpo no genera insulina, sería la diabetes tipo I, o bien porque la insulina que genera no es suficiente o no se usa de manera correcta, sería la diabetes tipo II. El problema es que un nivel alto de glucosa en sangre durante mucho tiempo es peligroso, muy peligroso. Puede afectar a los riñones, vista, nervios y, por supuesto, producir enfermedades cardiacas.

Ahora seguro que ya sabes por qué los diabéticos se pinchan insulina, su cuerpo no está generando suficiente y tenemos que dársela de otra manera. Pero podríamos pensar también que si necesitamos pinchar insulina es porque tenemos azúcar en sangre. ¿Por qué no eliminamos el azúcar de nuestra dieta y así no sería necesario inyectar insulina para reducir el azúcar? Un diabético tipo I no genera nada de insulina, es una situación muy diferente, porque la necesitamos para transportar energía y para abrir la cerradura de las células. En este caso tenemos que aportar insulina de forma manual sí o sí. Pero en un enfermo diabético tipo II, el problema viene seguramente por un consumo excesivo de azúcares y de una resistencia a la insulina provocada por nosotros mismos durante años de mal comer. Las investigaciones recientes apuntan en esta dirección. No soy médico, pero creo que hay razones suficientes que explican este fenómeno de diabetes tipo II. El cuerpo ya no genera suficiente insulina, el páncreas tiene que trabajar más, y las células no son capaces de absorber energía suficiente. Al final el médico le dice que se tiene que pinchar insulina, pero no le dice que tiene que dejar los hidratos, solo las grasas porque seguramente le haya salido el colesterol alto en los análisis. Ya contaremos más adelante que el colesterol alto no es malo, siempre que no esté alto por los hidratos, claro. La ingesta de grasas saludables también sube el colesterol, pero el bueno.

La genética, fármacos y ciertas hormonas como la del crecimiento afectan a la resistencia de la insulina, pero el factor más importante es el consumo de azúcar. Hay una serie de síntomas que pueden destacar en una persona con resistencia a la insulina:

- Muchas ganas de beber.
- Ganas frecuentes de orinar.
- Ansiedad por comer azúcares.
- Metabolismo lento y cansancio general.
- Aumento de peso con acumulación de grasa abdominal.

- Oscurecimiento de zonas del cuerpo (cuello, axilas e ingles).

Como hemos dicho, la resistencia a la insulina se puede ir corrigiendo poco a poco. En cuanto eliminemos el azúcar de nuestra dieta, bajará el nivel de glucosa en sangre, el páncreas trabajará menos, las células volverán a ser más sensibles a la insulina, etc. No es un proceso sencillo ni rápido, hemos estado mucho tiempo castigando a nuestro cuerpo con excesos de insulina.

Aunque es más o menos fácil deducir que somos insulinorresistentes, podemos realizar un diagnóstico utilizando un modelo homeostático denominado HOMA-IR (*homeostatic model assessment*). El estudio se basa en una observación de los niveles de glucosa cuando no recibe insulina durante varias horas mediante un análisis de sangre.

# Entonces, ¿qué puedo y qué no debo?

Llegados a este punto seguro que te estás preguntando qué es lo que puedes o debes comer, y qué no. Es muy importante que recuerdes que esto no es una dieta restrictiva, que no queremos eliminar ninguno de los tipos de nutrientes. Es necesario que tomes grasas, proteínas e hidratos, pero por supuesto hay clases y clases de cada uno de ellos. Empecemos por lo que NO debes tomar, porque es mucho más corto que lo que sí podemos, al contrario de lo que podríamos pensar leyendo un libro de dieta.

¿Qué no podemos comer? Pues está claro que nada de azúcar añadido, bastante tiene ya la mayoría de alimentos que compramos de forma habitual. Por supuesto eliminar el consumo de dulces, bebidas refrescantes, postres dulces, etc. Nada de hidratos de carbono refinados como bollería industrial y pan blanco. Y reducir también el consumo de pasta, o por lo menos entender en qué momento debemos tomarla sabiendo la cantidad de energía que aporta. Por supuesto, un deportista de alto nivel tiene que tomar seguramente mucha más cantidad de energía en forma de carbohidratos que una persona con actividad normal. Y, en general, no deberíamos tomar nada de comida procesada. Siempre que tengamos la opción de hacerlo nosotros en casa, será mucho mejor que comprarlo ya hecho. Te animo a que mires la cantidad de azúcar que tiene un bote de tomate frito del supermercado que usamos a menudo para las pastas, te sorprenderás. Pero lo que no creo que te haya sorprendido mucho es la lista de alimentos prohibidos, ¿verdad?, era bastante previsible que te dijera que el azúcar, pasta, alcohol, pan y bebidas azucaradas son «no recomendables».

Y hasta aquí la lista negativa, la positiva es infinita. Quizá esta es una de las cosas que más me ha gustado desde que he aprendido a comer, que he recuperado alimentos que antes pensaba que engordaban o eran malos, como por ejemplo los frutos secos, y en concreto las pipas, nueces de macadamia y los pistachos. ¡¡Qué error tan grave!! Qué maravilla son y la cantidad de grasas saludables que aportan, y por lo tanto energía sana y duradera. Nada como unos frutos secos a media mañana para matar ese gusanillo.

Pero cuidado, hagamos una parada. Esos pistachos no se pueden mezclar con una cervecita bien fresquita, claro. ¿Hace falta que analicemos la combinación? La cerveza es cebada líquida y alcohol, una increíble mezcla de carbohidratos que se convertirán en azúcar en nuestro organismo. ¿Qué pasará cuando lo mezclemos con la grasa de los pistachos? Pues que el cuerpo las convertirá sin preguntar en triglicéridos porque ya tiene azúcar y, por lo tanto, energía de sobra. Acabamos de convertir esos maravillosos frutos secos en parte de nuestro tejido adiposo. Podemos cambiar la cerveza por una copa de vino, que normalmente se bebe menos cantidad y, aunque tiene alcohol y se convertirá en glucosa, evitamos la parte de la cebada o trigo.

Aquí es donde me paro y le pregunto a los amigos «¿lo has entendido?». Esto es lo más importante de todo el libro. Si no he conseguido que entiendas que el problema no es de grasas, ni de hidratos, ni de los pistachos, que ninguno de esos alimentos es malo por sí solo, que el problema está en la mezcla y en la generación de insulina, te costará acostumbrarte a comer así y te estarás todo el día preguntando qué puedes o debes comer.

Siguiendo con la lista de lo que sí podemos comer, hay que entrar en el campo de las grasas. Seguro que eran un tabú y las habías abandonado por prescripción médica. ¡¡Enhorabuena!! Vamos a volver a recuperarlas. Ahora tienes y puedes disfrutar de una buena mantequilla, nata, aceitunas, aguacates, aceite de oliva, aceite de coco, queso, huevos, mucho pescado, carne, frutos secos y semillas. Todavía sigo disfrutando todos los días y me sigue sorprendiendo lo rico que está un increíble vaso de leche entera fresca bien fría. ¿Recuerdas a qué sabe la leche? Porque desde luego la semidesnatada esa que compramos en el supermercado no tiene nada que ver con la leche. Después de tantos procesos y de quitarle la grasa no queda mucho, la verdad. Ya me contarás cuando desayunes tu primer vaso de leche entera con unos huevos revueltos. Recuerda que esta grasa es una fuente de energía muy buena, que no va a generar insulina prácticamente, nuestro cuerpo podrá aprovechar directamente, durará mucho, nos saciará, no tendremos picos de hambre, pero no podemos mezclarla con azúcares. Si, olvídate del zumo de naranja.

La siguiente pregunta que me hace todo el mundo, ¿no hay que comer nada de carbohidratos? Sí, por supuesto, pero que sean verduras, legumbres y un poco de fruta. Yo la pasta la intento evitar todo lo que puedo ya que nutricionalmente no es que aporte mucho. Pero, por supuesto, no pienso decirle que no a una buena paella preparada en casa con amigos, no hace falta ser radical, ya lo hemos dicho. Recuerda las dos fases que hablamos al principio. En esta primera fase en la que estamos aprendiendo, queremos mantener al cuerpo en cetosis (cuando nuestro cuerpo no tiene azúcar y empieza a quemar grasas para generar energía) y necesitamos ver cómo la báscula baja, es importante quitar todos los hidratos simples, incluso la fruta. Me da igual que algún médico diga que la fruta es sana y que no es correcto recomendar no tomarla. Para empezar, estoy de acuerdo, es sana, pero tiene fructosa y genera insulina, y si queremos mantener el cuerpo en cetosis no podemos comer fruta. Vamos a terminar esta primera fase y luego volvemos a la fruta. Piensa que en cuanto le des un poco de azúcar a tu cuerpo, él pensará que ya no tiene que seguir trabajando para sacar energía de las grasas y vuelta a empezar. Cuando estemos en la segunda fase, que ya no tenemos que perder peso, podemos comer fruta sin problemas, asumiremos que hay un pico de glucosa, por lo tanto, de insulina, no la mezclaremos con nada y así evitaremos convertirla en energía almacenada.

Más adelante veremos un capítulo específico analizando los alimentos e información nutricional que nos ofrecen en los supermercados. Pero es importante que empieces a entender lo que comes. Me he mirado miles de productos, sus ingredientes y composición nutricional, y es totalmente imprescindible para que entiendas qué comida compramos y comemos. Te aseguro que muchos te sorprenderán y no sabías la cantidad de cosas que aportan, tanto positivas como negativas. Tenemos que acostumbrarnos a mirar la cantidad de hidratos, cuáles son azúcares y qué tipos. Hay que establecer unos márgenes en función de nuestras intenciones, por ejemplo, yo no tomo nada que tenga más de cinco gramos sobre 100 gr (5 %) de azúcar. Mejor dicho, no mezclo nada que tenga más de un 5 % de azúcar en una comida cuando estoy tomando gran cantidad de grasas. Vas a ver lo difícil que es ir al supermercado y buscar algo con tan poco azúcar. En cambio, me ha sorprendido la cantidad de proteínas y grasas saludables que aportan alimentos tan sencillos como unas aceitunas, sardinas, coco o un aguacate.

Sé que no es fácil, que hay que cambiar muchas costumbres, pero quédate con el resumen de que si comes algo que genera mucha insulina no debes mezclarlo con otro tipo de nutrientes. Por eso es bastante diferente comer un filete con patatas fritas que un filete con una ensalada. La glucosa e insulina generada por las patatas es muy alta y rápida. En cambio, la insulina y glucosa generada por las verduras es mínima. Incluso siendo los dos hidratos de carbono. Más adelante explicaremos la diferencia entre el índice glucémico y la carga glucémica, que explica esta diferencia entre la insulina generada por las patatas y la verdura.

# No necesitas un menú

Esto es lo que todo el mundo me pide en cuanto les cuento algo sobre la dieta Keto, que les haga un menú semanal. Se te han roto un montón de esquemas sobre la alimentación y ahora cuando nos ponemos en faena no sabemos qué preparar de comida. Lo primero de todo es que poner un menú es tarea de un profesional, sobre todo si hay algún tipo de problema médico. En este libro solo estoy organizando conceptos para que entiendas qué y cómo podemos comer mejor, pero no sustituye nunca a un profesional de nutrición que nos preparará un menú equilibrado.

¿Por qué digo que no necesitamos un menú? Porque no quiero que te prepares una lista de comida para las próximas semanas y dentro de un mes te olvides de todo y vuelvas a comer como siempre. No quiero que pienses de forma cuadriculada en cuatro platos y no salgas de ahí porque dudas de si puedes o no comer algún alimento de la lista. Es importante que analices diariamente para qué comes, el tipo de actividad o día que tienes por delante, deporte, etc., para aportar a tu cuerpo la energía de forma correcta. Intenta tomar por ejemplo un buen desayuno de grasas y proteínas para empezar el día con energía, pero en la cena hay que intentar que sea mucho más ligera, como pescado y verdura, nos vamos a la cama, no cenes pasta. Recuerda que necesitamos todos los nutrientes, no vale quitar ninguno, si no, estaremos perjudicando a nuestro cuerpo más que ayudando.

Lo importante es que a partir de ahora entiendas que se abre un mundo de posibilidades, de combinaciones y de dedicarle más tiempo a nuestra alimentación. Está claro que comprar comida procesada es más fácil y rápido que preparar comida en casa, pero te aseguro que, por calidad y salud, no tiene nada que ver. Te recomiendo encarecidamente que planifiques qué vas a comer semanalmente, que no es lo mismo que hacer un menú cerrado. Quiero decir, evita el que llegues a casa tarde y cansado, no hay nada en la nevera y acabamos comiendo un trozo de pan con embutido y una cerveza. Si tienes ingredientes en la nevera te costará mucho menos cambiar esos hidratos de la cena, por una simple y rica ensalada de tomate con ventresca, por ejemplo.

Para la planificación de la semana me ha ayudado mucho marcarme los días laborables como algo sagrado donde no tengo que saltarme nada, reducir comidas innecesarias entre horas y seguir los horarios, por ejemplo, de los niños. Parece una tontería, pero psicológicamente cuesta al principio cuando has comido a las 14 h y no se cena hasta las 22 h. Son muchas horas en las que si estás en casas acabas picando algo que no debes. Uno de los cambios que más me ha costado ha sido el cenar pronto, a las 20 h, porque si no te acuestas pronto, al ratito estás otra vez dándole vueltas a la cabeza con el «a ver qué pico». Incluso aunque hayas cenado bien y tu cuerpo esté saciado, las costumbres son difíciles de quitar.

¿Y qué pasa con los fines de semana? ¿Me los salto? No, simplemente que no hay un horario tan fijo como entre semana, estamos más tiempo en casa y es más difícil controlarlo al principio. Pero no tenemos que cambiar nada, simplemente acostumbrarnos a que, si a media mañana tenemos hambre, no pensemos en unas patatas fritas, sino en unos frutos secos o unas aceitunas. Puede que los fines de semana tengamos planificadas actividades fuera de casa, excursiones con los niños o comidas con amigos. No pasa nada, por supuesto que podemos seguir comiendo bien. Si te fijas, en cuanto tenemos que preparar algo rápido, fácil de comer y llevar, nos tiramos de cabeza a los hidratos de carbono. ¿Qué se suele llevar a una comida en el campo? Una tortilla de patata, bocadillos, filetes empanados, *snacks* (patatas fritas) y refrescos. Alguno estará poniendo mala cara leyendo esto, e insisto en que no digo que todos estos alimentos sean malos. Pero no creo que haga falta que repasemos la cantidad de energía que aporta una tortilla de patata, el pan de un bocadillo o el azúcar de las bebidas azucaradas. Simplemente es darse cuenta que hay otras opciones, que se puede ir al campo con los niños llevando un rico gazpacho, tortilla de atún, ensalada de tomate, aguacate, queso, frutos secos y muchos otros alimentos que aportan también energía, pero de forma más saludable.

En internet hay muchas páginas, *blogs* e incluso canales en redes sociales donde podemos encontrar ejemplos de recetas Keto. Verás que hay muchos platos muy sencillos, que no tardamos nada en preparar y que son diferentes y muy ricos. Intenta salir de lo que comes siempre y disfruta de la comida. Un comentario que me ha sorprendido de mucha gente que después de contárselo se ha animado, es que comer así es más caro. Pues sí, es una pena, pero por desgracia es más caro comprar unos tomates frescos y prepararlo en casa que comprar un bote de tomate frito ya preparado. El bote de tomate frito se prepara de manera industrial y al final tiene menos costes, pero piensa que te estás quitando un montón de conservantes, colorantes y, sobre todo, le estás ahorrando la barbaridad de azúcar añadida que le meten a un simple tomate frito. Tú verás qué te interesa.

Una de las cosas que más me costó acostumbrarme es a decidir qué comer entre horas y sus consecuencias. Pensemos que hemos comido bien, un poquito de grasa y proteínas, pero a media tarde tenemos hambre. Bueno, seguramente no sea hambre, sea «gula» psicológica porque estamos acostumbrados a comer siempre entre comidas. Pero bueno, tenemos la sensación, hemos dicho que no vamos a pasar hambre, que no es una dieta. ¿Qué comemos ahora? Si como fruta sé que va a subir la insulina y que no debo mezclarlo con nada. Recuerda que hemos dicho que ahora en la primera fase vamos a evitar la fruta para mantener al cuerpo en cetosis el máximo tiempo posible. Pero después, en la segunda fase, me apetece fruta, no pasa nada, perfecto. Pero, por ejemplo, son las 17 h de la tarde, hemos comido a las 13 h y no cenamos hasta las 21 h. Son muchas horas entre la comida y la cena. ¿A dónde quiero ir a parar? En que, si por ejemplo elijo fruta para merendar, ya no puedo o debería comer nada más en las próximas dos horas, que es el tiempo aproximado que voy a tener la glucosa e insulina dando vueltas. No puedo luego picar un puñado de nueces de macadamia, o ponerme a comer aceitunas. No porque sean malas, por supuesto, sino porque como ya hemos visto, la grasa de las aceitunas en ese momento no es necesaria, el cuerpo tiene el azúcar de la fruta. Si es energía sobrante, pues la guardará. Y el proceso inverso es el mismo, si he decidido comer cosas con grasas, ya no deberías comer fruta hasta que tu cuerpo asimile esas grasas. En resumen, cuando entre comidas tengamos un poco de hambre, tenemos que decidir si nos apetece tomar un poco de fruta fresca, o bien nos apetece picar un poco más de comidas con algo de grasas. Al final te acostumbras y tu cabeza te dice perfectamente «eso no, que acabas de comer grasas» o «espérate que has comido fruta».

Resumiendo, y volviendo al tema principal, no intentes hacerte un menú sino una planificación semanal de ingredientes. Busca nuevas recetas y combinaciones, sal de los monótonos platos y disfruta de la variedad. Ten siempre a mano comida sana para cuando necesites picar, yo llevo nueces de macadamia en la mochila. Y quédate siempre con la premisa de no mezclar hidratos simples con el resto de nutrientes. Sí, al principio te va a costar y estarás todo el rato pensando qué comer, tampoco pasa nada, te servirá para valorar lo mal que comías antes.

# Todo está perfectamente relacionado

Una de las cosas que más me sorprendió según iba leyendo libros es lo increíblemente vinculado que está todo. Nuestro cuerpo es alucinante y muy sofisticado, todo lo que hace es por algo. Cuando decidimos comernos ese rico bollo de chocolate, nuestro cuerpo tiene que reaccionar ante ese exceso de azúcar. Hasta ahora hemos dicho que sube la glucosa y que el páncreas segrega insulina para controlar ese exceso, pero es mucho más complejo y la cadena de consecuencias es increíblemente larga. Nunca me había imaginado que de un solo punto de partida, el azúcar, se pudiera llegar a generar tantas reacciones.

Hemos dicho, que una ingesta alta de hidratos hace que el páncreas segregue insulina. Al mezclarlo con las grasas de ese mismo bollo de chocolate, el torrente sanguíneo se llena de triglicéridos, el cuerpo los acumula en forma de grasa, las venas se obstruyen poco a poco, la tensión arterial sube, nos quedamos sin energía y el metabolismo cambia, entramos en modo consumo «reducido». Al tener menos energía disponible, ya que gran parte se ha guardado en el abdomen en forma de triglicérido, nuestro metabolismo tenderá a ahorrar, gastando cada vez menos.

Por supuesto tendremos menos ganas de movernos, volviéndose sedentarios y empezaremos a engordar. ¡¡Y aquí empieza la espiral!!

Sí, es así, en un párrafo acabo de convertir un cuerpo sano en otro con colesterol, triglicéridos altos, hipertensión, riesgo alto de infarto, sedentario, obeso y con posibilidades de ser diabético tipo II. A todo esto se le llama «síndrome metabólico», que es el grupo de estas condiciones que te ponen en riesgo de desarrollar una enfermedad cardiaca. ¿Crees que soy un exagerado? Pues en absoluto, esa reacción es así de sencilla y mucho más rápida de lo que te piensas. Piensa que, todos los días, un porcentaje altísimo de la sociedad basa su alimentación en comida procesada con demasiado azúcar. El cuerpo recibe a todas horas, un día sí y otro también, un montón de azúcar y poco a poco esas reacciones y consecuencias se van multiplicando. Este porcentaje está incrementado de manera exponencial desde los años 50-60, y, en consecuencia, el nivel de obesidad.

Pero esto no acaba aquí, las reacciones en cadena siguen, porque el azúcar es adictivo, muy adictivo, comeremos sin parar, y por supuesto lo que nos apetece comer es más azúcar, no comida sana y saludable. Además, nos crearemos en la cabeza una dependencia al dulce que es muy difícil de quitar. Todo el mundo me pregunta por algo dulce para quitarse el «gusanillo» después de las comidas, ese trocito de chocolate que se comía por la noche, etc. No me podía imaginar lo increíblemente adictivo que es el azúcar, pero hay que salir de esa espiral y pensar en las alternativas que conocemos.

Ya hemos visto que, si no paramos de tomar azúcar y obligar a nuestro cuerpo a generar insulina terminaremos siendo insulinorresistentes, nuestro páncreas generará más y más insulina, pero ya no es capaz de reducir la glucosa en sangre y finalmente podemos llegar a ser diabéticos. Nos pasaremos por el médico y, por supuesto, vendrán las restricciones de comida y nos recomendará tomar pastillas para reducir el colesterol. Aquí no me meto, no voy a criticar el uso de pastillas para reducir el colesterol. Entiendo que si un médico te las manda es por algo, o no. Pero lo que no puedo entender es que alguien que toma pastillas para reducir el colesterol, me diga que tiene los niveles de colesterol perfectos y que puede tomar lo que quiera. Que no entienda que las pastillas se las han mandado en una situación extrema de colesterol alto, muy probablemente por un consumo elevado de hidratos, y que en ningún caso significa que ya puede comer lo que le dé la gana. He llegado a ver a algún amigo con una bolsa gigante de chucherías y caramelos, y responderme que no pasa nada, que él toma las pastillas de colesterol para poder comer lo que quiera. No, y rotundamente no, pensar así es muy peligroso. Tu objetivo debería ser evitar tomar las pastillas, y si ya estás con ellas, que tu médico te las quite lo antes posible. Empieza a eliminar urgentemente los hidratos simples y azúcar añadida y verás cómo es posible conseguir quitar esas pastillas, pero no lo asumas como algo para toda la vida.

Continuando con las reacciones, es increíble también cómo afecta toda esta cadena a nuestro ritmo, a nuestras ganas de movernos. Me gustó un comentario de Jorge en su blog *lameteoqueviene.com*, en el que decía que los obesos no son obesos por moverse poco, sino que se mueven poco porque están engordando. Parece enrevesado, pero si lo piensas tiene toda su lógica. El sedentarismo es una consecuencia de un consumo elevado de carbohidratos, y hoy en día son el 60-70 % de nuestra dieta. Una persona obesa no puede vencer su apetito, ha entrado en una espiral en la que cada vez necesita más y más azúcares. Y en ese momento no sirve de nada decirle que deje de comer y haga ejercicio. Es que no puede, su cuerpo está en modo ahorro máximo, en reserva. Va a durar diez minutos haciendo ejercicio, va a ser un suplicio y probablemente fracase. Lo que tiene que hacer es eliminar al máximo los hidratos y convencer a su cuerpo de que consuma las grasas que tiene almacenadas. Poco a poco, el cuerpo irá recuperando su energía, cambiará el metabolismo, tendrá más ganas de quemar energía y le costará menos moverse. Vamos a ver estos cambios de energía con más detalle.

¿Qué es eso de que nuestro cuerpo se defiende? ¿Qué pasa cuando hacemos una dieta restringiendo alguno de los nutrientes básicos? Pues que nuestro cuerpo tiene que reaccionar, se reduce el metabolismo basal y nuestro cuerpo genera menos calor. Tenemos más frío y nos cansamos con más facilidad. Tendremos sensación de hambre gracias al hipotálamo, y como no le damos comida a nuestro cuerpo, la persona está más hambrienta, irritable y de mal humor. Pasará un tiempo, sufriremos, no perderemos peso, y finalmente la persona se agobia y volverá a comer como siempre. Hemos perdido un montón de tiempo y esfuerzo, y además el cuerpo mantendrá el metabolismo en modo ahorro hasta que se recupere la normalidad. Guardará el máximo de grasa posible para que no le vuelva faltar energía y estaremos peor que al principio.

Como hemos dicho, lo mejor sería convencer a ese cuerpo de que tiene que conseguir la energía de su propia grasa. Para ello, como ya hemos visto, tenemos que reducir al máximo el aporte de energía mediante hidratos, para que nuestro cuerpo cambie y empiece a trabajárselo un poquito. Además, a este señor obeso hay que decirle que no puede pasar hambre, que no tiene que dejar de comer, al revés, le diremos qué cosas nuevas debería comer o recuperar. Normalmente se extrañan y me preguntan cosas como, por ejemplo: «¿Y entonces puedo comer aceitunas? ¡¡Pero si tienen mucha grasa!!». Sí, claro, y aguacate, sardinas, pescado, carne, mantequilla y toda la verdura que quieras.

Siguiendo con la relación de reacciones, me encanta contar la parte física. Después de perder diecinueve kilos empiezas a notar que estás mucho más activo, con ganas de gastar esa energía sin hidratos a todas horas. He vuelto a hacer mucho deporte y cada vez mejor. No me he vuelto a marear, no necesito recuperar azúcares, me vale con un poco de agua y sales. Duermes mucho mejor y te levantas con más energía, y esto te hace cambiar el humor. Parece una tontería, pero el humor no solo te afecta a ti, también a tu familia, amigos e incluso al trabajo. Una persona que está contenta, que se siente bien consigo misma, que sonríe porque la ropa le vale es muy diferente a una persona insegura y sin ánimos. Una comida sana es el mejor libro de autoayuda que te puedas comprar.

La insulina al final es una sustancia inflamatoria, tu cuerpo está reaccionando, empiezas a retener líquidos para producir esa inflamación, te hinchas y notas esa sensación de pesadez, de estar hinchado. Ahora, lo primero que noto cuando me paso un poco con los hidratos es que me hincho enseguida y estoy muy incómodo. Noto perfectamente como mi cuerpo tiene que trabajar mucho más con los hidratos y tengo pesadez en el estómago, las digestiones son mucho peores. Una de las cosas que me quité desde el primer momento son los postres, la fruta en concreto. Me sienta fatal!! Hasta ahora pensaba que la sensación era de estar lleno, pero no, yo creo que es la reacción de mi cuerpo para procesar esa fruta encima de toda la comida. Noto perfectamente como cuando me paso comiendo hidratos de carbono la tripa se me hincha, tengo pesadez y necesito hacer un ayuno al día siguiente.

Esto es increíble, en mi caso lo que hago es si por ejemplo me he pasado un sábado o un domingo de comer porque tenía una cena y, como hemos dicho, no es plan de ser antisocial, al día siguiente no desayuno. Si lo piensas son un montón de horas desde la cena hasta la comida del día siguiente, las suficientes para que tu cuerpo se quite esa pesadez y a ti te ayuda a volver a entrar en rutina.

Otro cambio que me sorprendió fue la piel. Siempre he tenido algún problema de sequedad en la piel. El cambio ha sido radical, la piel está mucho mejor, con menos grasa debajo, han desaparecido todos los granitos y el aspecto es mucho mejor. Es increíble cómo tu cuerpo elimina la grasa que le sobra de todos los sitios, la cara se queda mucho más fina, desaparece la papada y empiezas a notar que tu cuerpo se recupera.

Esta es la mejor parte, disfrútala, no es solo ver cómo pierdes peso. Observa cómo tu azúcar en sangre baja, cómo tu tensión se regula, cómo recuperas tu forma y tu capacidad de volver a hacer deporte, tus ganas de comer saludable y sobre todo el buen humor. No hagas caso de lo que diga la gente, tú estás comiendo perfectamente, a mí no paraban de decirme que estaba adelgazando mucho, que parara ya, pero yo no hacía nada más que comer cada vez más y más saludable, hacer mucho deporte y sentirme mejor. Si mi cuerpo seguía adelgazando es porque tenía que hacerlo. Cuando llegué a los 78 kilos, desde los 96 que venía, noté que de repente paró y de ahí no he bajado más, y yo sigo haciendo lo mismo. ¡¡A disfrutarlo!!

# *Rompiendo mitos nutricionales*

Este es el capítulo de ganarse enemigos. Creo que he perdido la cuenta del número de veces que he discutido con amigos y familiares sobre los típicos mitos nutricionales. Que si hay que comer tres o cinco veces, que si la fruta es mala después de comer, la miel es buena porque es natural o me lo dijo mi abuela, y muchas otras cosas que hemos oído siempre. Me da igual que lo digan las madres o abuelas, que sea lo que nos han recomendado desde hace décadas o que lo haya mandado un médico. Creo que hoy en día tenemos información y capacidad suficiente para ser autocríticos e intentar comprender, incluso de forma científica a nuestro nivel, el porqué de las cosas. No digo que te leas un foro y hagas lo que escribe la gente, sino que busques, compares, estudies y saques tus propias conclusiones.

A mí ya no me vale solo que me digan que la miel es buena porque es natural, busco también cómo reacciona mi cuerpo a esa miel, qué cantidad de insulina genera, etc. Es importante que aprendamos a leer opiniones de diferentes fuentes, unas a favor y otras en contra, para sacar nuestras propias conclusiones. Siempre he oído el comentario de que internet, por tener tanta información, es peligroso, y no estoy en total desacuerdo. El otro día escuché en una entrevista de la radio a un médico, que «los que no somos médicos tenemos mucho peligro con el Dr. Google». Es verdad que no podemos o debemos autodiagnosticarnos, por supuesto, no podemos pretender sustituir a los profesionales de medicina por leer un foro. Insisto en que esto no es una dieta, en que no estamos haciendo nada malo, que solo hemos eliminado el azúcar y reducido los hidratos de carbono. Ningún médico puede decir que esto es incorrecto. Me cuesta mucho explicar a la gente y justificar por qué comer grasas saludables, saturadas incluidas, no es malo.

Yo te aconsejo que estudies, que aprendas cada día más, que leas todos los artículos y noticias, independientemente de la fuente y si estamos de acuerdo o no. De todos ellos vamos a aprender y al final tendremos más capacidad de generar nuestras propias valoraciones y tomar decisiones con más acierto.

Vamos a citar alguno de estos mitos nutricionales que me he encontrado a lo largo de este tiempo y analizaremos, con lo que hemos aprendido hasta ahora, cómo se comporta nuestro cuerpo. Seguro que se te ocurren muchos otros ejemplos, pero esto son los que no han faltado en ninguna sobremesa con amigos y familiares:

### Comer tres o cinco veces

Lo primero es que no tenemos que contar cuántas veces comemos, sino comer cuantas veces necesitemos en función de lo que vayamos a gastar. No hay que pasar hambre, hay que dar a nuestro cuerpo el tipo y cantidad de alimento que necesita en cada momento. Ya hemos dicho que cenar pasta, carbohidratos llenos de energía, no tiene sentido si nos vamos a ir a la cama.

Lo que va a determinar el número de veces es el tipo de nutrientes que comamos. Ya hemos comentado que las grasas tardan más en consumirse y nos aportan energía por más tiempo. Además, no generan insulina y no tendremos ese pico de subida y bajada, que nos da la sensación de hambre. El cuerpo estará más equilibrado todo el rato.

En cambio, si comemos carbohidratos, que nuestro cuerpo los va a procesar rápidamente, es muy probable que, al poco tiempo, debido a ese pico y caída de la insulina, necesitemos volver a comer otra vez. Pasarse de calorías comiendo grasas es muy difícil, porque sacian más, con los carbohidratos es muy fácil. En la mayoría de los casos que he visto, la gente se pasa el día comiendo carbohidratos cada 2-3 horas, que corresponde perfectamente a los picos de la insulina, de ahí que hagan el típico desayuno, almuerzo, comida, merienda, cena e incluso alguno recena, porque no es capaz de aguantar 8-10 horas sin comer.

La teoría de comer solo tres veces se criticaba porque había mucho tiempo entre comidas, se llegaba con mucha hambre y se ingería mucha cantidad. Volvemos a equivocarnos, miramos la cantidad y no el qué comemos. Ya hemos dicho que llegas con hambre por no comer grasas. En cambio, la teoría de cinco veces buscaba que el cuerpo estuviera continuamente trabajando, procesando esa comida y no entrara en modo reserva. Esto no tiene sentido: no sirve de nada que tengas a tu cuerpo todo el día trabajando si ese trabajo es procesar hidratos y guardarlos en forma de grasa. Y no, que tu cuerpo esté todo el día procesando comida no tiene suficiente consumo de calorías para no engordar.

El problema como ves es que la mayoría de la población lo que más suele comer son hidratos de carbono. Efectivamente, el que come solo tres veces y encima muchos hidratos, se pasa el día con hambre porque el cuerpo los quita de encima enseguida. Y el que come cinco veces con muchos hidratos, se pasa el día generando insulina sin quemar ni un gramo de grasa.

Es muy probable que los primeros días nos cueste no comer nada a media mañana, estamos acostumbrados, es algo más psicológico que fisiológico, pero tenemos que evitar comer si realmente no lo necesitamos. Si hemos desayunado unos huevos con jamón, aguacate, queso y yogur, es imposible que a las dos horas tengamos hambre. Muchas veces confundimos el hambre con la sed, y lo mismo podemos evitar ese almuerzo de media mañana bebiendo un poco de agua. Si mantenemos la insulina a raya, es mejor comer menos veces para que nuestro cuerpo esté más tiempo consumiendo grasas. De ahí que los ayunos sean muy buenos y nos ayuden a conseguir estar el máximo tiempo posible sin insulina en nuestro cuerpo. En la primera fase tiene que ser así, cuanto más tiempo estemos sin azúcar mejor. Luego ya en la segunda fase, podemos añadir a media mañana unos frutos secos, unas aceitunas, o cualquier otro alimento que no genere insulina.

En resumen, ni tres ni cinco, tenemos que comer tantas veces como necesite nuestro cuerpo en base al consumo y a lo que hayamos comido.

## *Zumo de naranja*

Este tópico sí que da juego para discutir un rato, pero realmente es muy sencillo. El zumo de naranja, aunque sea natural, es agua con azúcar, es decir, una bomba calórica espectacular. Acabas de coger el azúcar de 2-3 naranjas y lo has puesto en un vaso de agua ¿Entonces toda la fruta es mala? No, la fruta comida entera, no en zumo, lleva también la fibra, que mezclada con el azúcar (fructosa) hace que nuestro cuerpo lo asimile de manera diferente, de forma más lenta y con una curva de insulina más suave.

Como ya hemos visto antes, según entra el zumo de naranja en nuestro cuerpo, los niveles de insulina se disparan y a partir de ahí ya conocemos el resto del proceso y consecuencias. Todo lo que metamos después se encontrará con la insulina y al depósito de reservas.

No se cuántas veces he comentado con amigos y familiares el típico desayuno de zumo de naranja, café con leche y tostadas de aceite de oliva. Que es imposible que eso sea malo, que no diga tonterías. ¿Tú qué opinas ahora? Nada más levantarte, te tomas un vaso de naranja, con el estómago vacío y luego le metes unas tostadas con aceite o un *croissant* con mantequilla. Y sí, el orden importa, claro que importa. Tu cuerpo recibe el zumo sin fibra, lo procesa a toda velocidad, suelta insulina y, cuando llegan las tostadas de pan blanco lleno de hidratos, se encuentran con la insulina y se convierten en triglicéridos (grasas).

Los zumos de naranja exprimida que podemos encontrar en los supermercados tampoco son sanos, por mucho que pongan 100 % procedentes de zumo natural, además llevan azúcar añadida. Y no, que dejen la pulpa no vale de nada, no tiene nada que ver con tomar una pieza de fruta entera.

Y no tiene mucho más misterio, podemos darle todas las vueltas que quieras, pero esto es así, nuestro cuerpo reacciona así. Así que ya sabes, si quieres tomar fruta que sea entera, con su fibra incluida, y a ser posible separada del resto de las comidas para evitar que se encuentren con la insulina.

## Postre después de las comidas

Somos de los pocos países que comemos fruta o postre después de comer. Está claro que es una tradición muy fuerte y sobre todo una creencia de que es necesario acabar así una buena comida. En cualquier restaurante que ofrecen menú encontraremos postre, y casi siempre son dulces. En algunos podemos encontrar queso como postre, pero como no podría ser de otra manera, suele venir acompañado de membrillo. Vamos, que no es fácil encontrar postres sin azúcar...

El problema de los postres es que, si son dulces, elevan la insulina como ya sabemos, pero además estamos mezclando comidas que se procesan de forma diferente y nuestro cuerpo tiene un trabajo extra. Es muy habitual que la fruta siente mal, repita o produzca gases si la echamos después de la comida. En cambio, espera a hacer la digestión y merienda fruta, verás cómo te sienta de manera diferente y tu cuerpo podrá aprovecharla mucho mejor.

¿Entonces no podemos tomar nada de postre? Pues la verdad es que cuesta encontrar algo que nos pueda satisfacer como postre y que no tenga azúcar. Yo intento terminar mis comidas con el plato principal, pero es verdad que alguna vez necesito algo más. Podemos probar con un poco de queso o algún yogur griego sin azúcar, por ejemplo. También el café o una infusión, sin azúcar, puede ser una buena forma de terminar una comida.

Desde luego lo que no tiene mucho sentido es que después de un cocido completo, terminemos con un plátano o melón, que tienen muchísimo azúcar. Hay que intentar romper esta tradición, que no cuesta tanto, bueno, sí, pero no nos queda otra si queremos cuidarnos un poco. Hay mucha gente que me dice que no puede dejar la fruta, que la necesita. Vale, no pasa nada, pero prueba a comerla para merendar, no después del cocido. Si la tomas en la merienda o almuerzo, ya sabes que estás añadiendo azúcar y que en ese pico de insulina tu cuerpo no está consumiendo grasas, luego no estás adelgazando. Yo te recomendaría que en la primera fase que hemos dicho, no tomes fruta, recuerda que buscamos tener a nuestro cuerpo el máximo tiempo posible sin insulina, en modo «quema grasas».

## Los ayunos

Sobre esto hay libros, artículos y cientos de teorías. Unos dicen que es malísimo no desayunar, otros que no pasa nada, que si no desayunas tu cerebro empieza a quemar músculos porque no tiene azúcar, etc. Te invito a que leas todos lo que encuentres sobre el ayuno, ventajas y desventajas, y sobre todo a que lo pruebes y saques tus propias conclusiones. Todos los cuerpos son diferentes, depende en qué momento estés, de tus hábitos, de tu alimentación por supuesto, etc. No es lo mismo que haga un ayuno una persona totalmente dependiente del azúcar desde hace muchos años, a que lo haga yo ahora. Seguramente esa persona tenga una bajada de azúcar que si no sabe controlar puede ser peligrosa. Hay que ir poco a poco, por supuesto, pero haz la prueba y verás cómo en unos días ves resultados.

Piensa que, si después de cenar nos vamos a la cama, y además en esa cena no hemos generado insulina, estaremos muchas horas durmiendo en la que nuestro cuerpo tiene que seguir funcionando, existe un consumo basal. Esto no lo sabe mucha gente, pero tu cuerpo necesita por lo menos entre 1000 y 2000 kcal, dependiendo de la edad y constitución, solo para poder mantenerse vivo funcionando. Es una pasada la de calorías que quemamos durmiendo, de hecho, es lo mejor que podemos hacer para adelgazar, siempre que durante esas horas de sueño nuestro cuerpo necesite quemar grasas para seguir funcionando. El lado opuesto son las siestas de 2 horas que nos metemos en verano después de salir de cañas, comer una barbaridad mezclando grasas e hidratos, y terminar con un helado. Me temo que, en esa siesta, no vamos a adelgazar ni un gramo. Es más, nos levantaremos hambrientos y vuelta a empezar.

Otra de las cuestiones típicas con los ayunos es sobre la energía para el cerebro. Que si no desayunas no te despiertas con ganas y el cerebro no se activa. Por supuesto que nuestro cerebro necesita su glucosa para funcionar y de algún sitio la tiene que sacar, pero nadie te ha dicho que se la tengas que dar tú en forma de azúcar. Si el cuerpo no tiene azúcar empezará a quemar grasas y las convertirá en energía para el cerebro. Si nuestro cuerpo no está acostumbrado a este proceso de quemar grasa notaremos que nos cuesta más ponernos en marcha, que necesitamos azúcar, lo típico que decimos de que si no desayunamos no me espabilo, y nos dan los conocidos mareos y bajones de glucosa.

Hay varios estudios que defienden que nuestro cerebro funciona mejor con cuerpos cetónicos, es decir, con energía que saca nuestro cuerpo de la grasa, en lugar de con azúcar procedente de hidratos simples. Tenemos que acostumbrar a nuestro cuerpo a que genere esa energía de las grasas, y nos sentiremos muy raros al principio, pero eso es una fase muy corta, que enseguida pasará y nos acostumbraremos.

El tema del deporte es un ejemplo perfecto para entenderlo. Cuando quedo para jugar algún partido a primera hora de la mañana, todos mis compañeros han desayunado su leche con cereales, galletas, zumo de naranja, etc. ¿Qué pasa a mitad de partido? Que han consumido todo el azúcar del desayuno, les ha dado el bajón del pico de insulina, alguno se empieza a marear e incluso puede que necesiten reponer con algo de azúcar, comiendo un plátano o la típica bebida isotónica llena de azúcar. En cambio, si llegas a ese partido sin desayunar, con el cuerpo consumiendo grasas durante toda la noche, no tendremos ese pico de insulina y su correspondiente bajón. Probablemente sea suficiente con mantener al cuerpo hidratado y quizá consumir un poco de sales. Jorge, en su blog de *La meteo que viene*, cuenta cómo ha participado en varias carreras de montaña solo bebiendo agua y sales de vez en cuando. Nuestro cuerpo tiene energía de sobra en forma de grasas para sacar adelante ese esfuerzo físico. Yo personalmente noto que me mantengo más estable durante todo el partido, que tengo energía suficiente y soy capaz de rendir igual tanto al principio como al final.

Insisto que no todos reaccionamos igual, y que depende de muchas cosas. No es lo mismo un partido intenso que un paseo. Hay personas que tardan más en acostumbrar a su cuerpo a consumir grasas y lo pasan mal cuando les falta la energía. Hay gente que tiene muy poca grasa corporal y otros de sobra. Pero lo que no hay ninguna duda es que nuestro cuerpo debería funcionar mejor sin tanto azúcar, y tenemos que obligarle a que consuma nuestras grasas acumuladas.

## Edulcorante o azúcar

Este tema sí que es complicado y no hay tanta información. El edulcorante llevamos muy poco tiempo usándolo y no conocemos exactamente las consecuencias a largo plazo. Hay muchos tipos de edulcorantes y me temo que ninguno es bueno. Pero no voy a entrar en analizar qué tiene cada uno de ellos. La gran cuestión es si el edulcorante genera insulina cuando lo tomamos.

En teoría un alimento con edulcorante, por ejemplo un refresco *light* o *zero*, no debería tener azúcares y no debería generar insulina. Pero no está claro del todo, hay estudios que dicen que la insulina se genera por el estímulo dulce en la boca, que llama al cerebro y le dice que se vaya preparando que viene algo dulce. Si esto fuese así, analizando solo la generación de insulina, ¿daría igual beberme un refresco edulcorado que azucarado? Pues tampoco, no creo que nuestro cuerpo genere la misma insulina solo porque ha notado algo dulce en la boca que porque de repente se encuentra un montón de azúcar en el torrente sanguíneo. Es verdad que, si te tomas un refresco edulcorado, por lo menos te estás quitando todo el azúcar que trae, y te quitas un problema con tu hígado. Pero ya veremos qué pasa dentro de unos años después de tomar mucho edulcorante. Como siempre digo, si puedes, mejor bebe agua que aquí no tenemos ningún tipo de duda.

Lo que no tiene ningún sentido es lo que está pasando ahora en los supermercados, todo es 0 % azúcar, pero sigue sabiendo dulce, es decir que le han quitado el azúcar y le han puesto edulcorantes. Y te han duplicado el precio, por supuesto. Lo primero leer muy bien las etiquetas porque no es lo mismo 0 % azúcar añadida que 0 % azúcar. La de veces que me ha dicho alguien que estaba tomando yogures sin azúcar, y resulta que tiene un 20 % de azúcar.

Ahora todo está de moda en 0,0 %, el pan de molde, chocolate, yogures, galletas, cereales, etc. Lo primero es que la mayoría de todos estos alimentos siguen siendo hidratos simples. Es verdad que pueden tener menos azúcar, pero seguimos basando nuestra dieta en hidratos. Todo esto hemos quedado en que hay que eliminarlo, así que deja de gastar dinero en productos con estevia y compra alimentos de verdad, que prepares tú.

Al principio cuesta un poco, pero hay que quitar el azúcar que añadimos, como en los yogures por ejemplo. Está claro que un yogur con trozos de fruta está buenísimo, pero el yogur griego sin azúcar tiene su encanto también. Si no puedes evitarlo y necesitas edulcorante, algunos especialistas afirman que la estevia es de las mejores opciones. El problema es que no vas a encontrarla pura, lo que venden en los supermercados son edulcorantes varios mezclados con un 3 % de estevia. Es un producto muy caro y no renta producirlo en cantidades industriales. El azúcar moreno tampoco vale, no es más sano ni más natural, es azúcar y genera la misma insulina que el azúcar blanco. Desde luego no merece la pena pagar el dinero que vale de más. Y tampoco vale el sirope, la miel, o cualquier otro producto dulce. Para nuestro objetivo de no generar insulina, todos se comportan de la misma manera.

### La cerveza

Es increíble la cantidad de cerveza que se bebe en todos los países del mundo. Y por supuesto, es lo primero que me pregunta todo el mundo. Pues ya lo siento, pero la cerveza es una combinación peligrosa para nuestro propósito: cebada, alcohol e incluso azúcar añadido cuando la mezclamos con refrescos como el limón. Creo que la mejor definición que he encontrado es que la cerveza es «pan líquido». Además, pocas cervezas se toman solas cuando salimos con los amigos, todas suelen venir acompañadas de sus correspondientes tapas bien repletas de grasas e hidratos, perfectas para generar unos buenos triglicéridos. Ya hemos visto que la mezcla de esos nutrientes es lo peor para nuestros intereses. Me temo que lo de la «barriga cervecera» es verdad y ya sabemos de dónde viene.

Me encantaría ponértelo mejor, pero si necesitas bajar peso, deberías quitarte la cerveza. No digo que cuando tengas tu peso ideal, no te puedas beber alguna, pero ten claro que genera insulina y que en ese momento tu cuerpo usará esa energía. Además, la cerveza suele generar muchos gases y esa sensación de pesadez. Alguno me ha preguntado por la cerveza sin alcohol y sin gluten. Es verdad que, si quitas el alcohol, te estás ahorrando la parte de glucosa que se genera con ese alcohol, pero aun así creo que sigue aportando demasiados hidratos de carbono.

Ya siento que, para uno de los temas más importantes, no tenga muchas más palabras, pero es que, a estas alturas del libro, no tengo mucho más que explicarte. Si te digo que salgas de cañas y te pidas agua sé que me vas a odiar, pero está en tus manos. Una alternativa razonable, que no significa que sea buena en ningún caso, y que solo deberías usar en nuestra fase dos y para no ser antisocial, es sustituir la cerveza por una copa de vino. Es verdad que tiene también azúcar y alcohol, pero por lo menos no tiene la parte de cebada o trigo, y normalmente se bebe mucha menos cantidad. Insisto en que no estoy recomendando que te pongas a beber vino ahora, pero está claro que no es lo mismo una copita de vino que un par de jarras de cerveza con limón.

## Los huevos

Este es otro alimento que a lo largo del tiempo nos han dicho que sí, que comamos lo que queramos, que ahora mejor solo uno al día, que cuidado que genera mucho colesterol, o incluso directamente nos lo han prohibido. A raíz de empezar a estudiar, he visto que los huevos tienen muchas más ventajas de las que pensábamos. Creo que pasa igual que con las grasas, viendo la cantidad de hidratos que comíamos, era preferible recomendarnos que no consumiéramos muchos huevos. Es normal, si nuestro cuerpo está a tope de hidratos, azúcar, insulina y encima le metemos muchos huevos, pues en base a todo lo que hemos aprendido, esto no es una buena mezcla. Pero si nuestro cuerpo está libre de azúcar, los huevos tienen una cantidad de nutrientes y energía espectacular.

Por supuesto no es lo mismo unos huevos revueltos, que un huevo cocido o unos huevos fritos con patatas. Y tampoco es lo mismo comerse unos huevos fritos con pan que sin pan. Todo el mundo me pregunta que cómo se come un huevo frito sin pan. Pues es verdad, es difícil, sobre todo psicológicamente.

Los nutrientes que aporta el huevo son importantísimos, incluido el colesterol, aporta lecitina, que ayuda a consumir las grasas como energía, contiene también colina, que reduce los niveles de homocisteína, vinculada con la enfermedad cardiovascular. Y también tiene DHA, que es un ácido graso esencial que nuestro cuerpo no puede generar y que tenemos que aportarlo nosotros. Además, el huevo es uno de los mejores alimentos para nuestro cerebro, que utilizará este colesterol para la regeneración de sus células y transmisores. Hay gente que no come la yema del huevo para evitar ese colesterol, pero es precisamente lo más interesante. Ya hemos visto que no tiene nada ver, y que no hay relación entre el total de colesterol que tenemos en sangre y el que ingerimos. El colesterol es necesario, en sus niveles y forma correcta, y si no se lo aportamos el hígado tendrá que generarlo. Eso sí, hay que aportarlo con alimentación sana y el origen de este colesterol tiene que ser de alimentos saludables como el huevo.

Ahora vas a leer muchos artículos de prensa hablando sobre la cantidad de huevos recomendables. No se ponen de acuerdo, unos dicen que no más de cuatro huevos y otros dicen que hasta dos diarios. Si los nutrientes de ese huevo, proteínas y grasas, entran en un cuerpo keto, donde no hay apenas glucosa ni insulina, la cantidad no es un problema. En cambio, si entran en un cuerpo saturado de glucosa, todos estos nutrientes sobrarán y se almacenarán, subiendo el colesterol «malo». Y respecto a cómo tomarlos, en principio lo mejor sería en forma de tortilla o revueltos para evitar utilizar mucho aceite frito. El aceite de oliva es muy sano, pero una vez que lo hemos pasado por altas temperaturas pierde algunas propiedades. Yo desayuno la mayoría de los días unos huevos revueltos cuando los tomo solos y me hago una tortilla cuando, por ejemplo, la complemento con atún.

## La sal

El problema de hipertensión está bastante extendido y lo primero que hacen los médicos es aconsejarnos una reducción del consumo de sal. Pero es que pasa lo mismo que con las grasas y el huevo, es malo si eres un adicto a hidratos, tu cuerpo está inflamado, eres insulinorresistente y esto provoca una tensión alta. La sal es muy importante, necesitamos sodio para nuestros huesos, músculos y nervios.

Las personas que seguimos una dieta baja en carbohidratos no tenemos ese problema de inflamación y la sal no afecta de la misma manera. Si te fijas todo se centra en el síndrome metabólico donde podemos encontrar: glucosa alta, hipertensión, inflamación, triglicéridos altos y colesterol «del bueno» con niveles muy bajos.

Hay muchos estudios que indican que una reducción de sodio en la dieta no tiene un efecto tan directo en una bajada de la tensión. Igual que nos pasa con la grasa saturada ingerida, que no tiene una relación directa con la cantidad de grasa en sangre, nos pasa con la sal.

En cambio, una reducción de la sal tiene otros efectos negativos que sí que están comprobados. El riñón por ejemplo tiene que intervenir ante esa bajada de sodio evitando una caída excesiva de la tensión arterial. El cuerpo demanda más agua, incrementando la sed, reduce la producción de orina. Y en general, se produce un cambio hormonal que estresa a órganos, como el corazón, que tiene que aumentar su ritmo provocando picos de taquicardia.

Esto no significa que podamos tomar toda la sal que queramos, pero en nuestro caso tampoco tenemos que eliminarla. Si te preparas tus propias comidas, usas alimentos frescos, mucha verdura y nada de comida procesada, no estás consumiendo sal en exceso, al revés, puede que necesites más de la que ingieres. Pero claro, si tu alimentación está basada 100 % en comida procesada, no añadas más sal, por favor. En resumen, la sal no es mala, al contrario, es muy necesaria, pero no en un cuerpo «azucarado».

## El chocolate

Siguiente comentario que me suelen decir: «Ahora me vas a decir que tampoco puedo comer chocolate». Pues sí, efectivamente tienes que dejar de comer chocolate con leche donde el 45 % es azúcar añadido y además tiene galleta por dentro. Los chocolates de sabores, con frutos secos, con galletas, bombones, etc., están repletos de azúcar añadida. Piensa que, de cien gramos, el 50% es azúcar blanca. Si quieres te lo vuelvo a decir: en un turrón de chocolate, el 55 % es azúcar añadida. ¡¡Pero si casi no estás comiendo chocolate!! Y no vale usar el truco de que no te vas a comer cien gramos. Siempre hablamos del azúcar que incluye un alimento mirando el porcentaje sobre cien gramos para poder hacernos una idea de si es mucho o poco.

¿Y no podemos comer nada de chocolate? Sí, por ejemplo, chocolate con al menos un 85 % de cacao, que debería tener mucho menos azúcar y una buena cantidad de grasa. Revisa bien las etiquetas con la información nutricional porque hay muchos chocolates con 85 % de cacao que siguen teniendo mucho azúcar. Las empresas quieren vender chocolate, lógicamente, y se vende mejor uno con más azúcar porque está más rico y es adictivo. Si le pueden poner la etiqueta de 85 % para que parezca más sano, lo harán, pero nosotros tenemos que vigilarlo. Recuerda que el chocolate tiene mucha grasa y que genera mucha energía, deberíamos aprovecharla, vamos a evitar tomarlo antes de ir a la cama. No es buena idea usarlo para matar «el gusanillo» de por la noche.

Prueba a comprar chocolates de calidad, chocolates que no estén muy procesados y que no le hayan quitado toda la manteca del cacao. Si, son más caros, pero lo disfrutarás mucho más. Hay muchas tiendas especializadas donde venden muchos tipos de chocolate.

## El estrés engorda

Pues sí, efectivamente el estrés engorda. El estrés es una situación crítica en la que nuestro cuerpo está en alarma y por lo tanto reacciona en consecuencia. El problema es que este estrés se convierta en algo habitual y nuestro cuerpo esté en alerta también de forma normal. Es una reacción de nuestro cuerpo que afecta a nuestro sistema nervioso y hormonal, e incluso puede llegar a provocar infartos de corazón.

Hormonalmente nos afecta porque el estrés hace que nuestro cuerpo genere mucho cortisol. Esta hormona se genera en las glándulas adrenales, cerca de los riñones, y prepara a nuestro cuerpo para estar alerta, para reaccionar inmediatamente. Está pensada para situaciones peligrosas en las que a lo mejor tenemos que salir corriendo, por ejemplo. Nuestro cuerpo para reaccionar así frente a esta hormona necesita subir la presión arterial y aumentar los niveles de glucosa, por si acaso. El problema es si todos estos preparativos no se terminan consumiendo, esa glucosa se guardará y el cuerpo poco a poco se va resintiendo ante estas situaciones inflamatorias. Además, el exceso de cortisol tiene otros efectos secundarios como pérdida de memoria o concentración, reduce el sistema inmune y afecta al aparato digestivo. Las personas obesas que están estresadas suelen tener un exceso de cortisol, y que además les provoca más sensación de hambre.

## Grasas saturadas

Y, por último, mi favorito, el que no falta en ninguna discusión. Sé que es difícil de entender, pero la grasa que tenemos en nuestra sangre no viene de la grasa que ingerimos, igual que hemos dicho que el colesterol total en sangre no depende del colesterol que ingerimos, sino de los azúcares e hidratos refinados que comemos que nuestro cuerpo tiene que procesar y entonces sí que convierte en colesterol y grasas. Los ácidos grasos son necesarios, nuestro cuerpo los necesita para generar energía. Ya hemos visto que por ejemplo si el cerebro necesita glucosa, no significa que tengamos que estar todo el día comiendo hidratos, para eso está el proceso de neoglucogénesis, convirtiendo los triglicéridos almacenados en energía.

La idea de que la grasa saturada es mala viene desde hace tiempo, pero se ha demostrado que no tiene relación con el riesgo cardiovascular. Estamos de acuerdo que un exceso de grasa en la sangre es malo, pero no podemos traducirlo directamente a un exceso de grasa saturada en la dieta. La grasa que está en el torrente sanguíneo es la generada por el hígado, en el proceso de lipogénesis, a la hora de convertir los carbohidratos. Sí, la culpa de tus triglicéridos no es de la grasa, es de los hidratos en la mayoría de los casos. Sé que cuesta entenderlo, pero la grasa saturada no es tan mala como parece.

¿Entonces por qué siempre nos han recomendado eliminarlas? Porque es más fácil quitar las grasas que los hidratos. Cuesta mucho encontrar algo que no tenga una gran cantidad de hidratos y los médicos prefieren decirte que quites las grasas saturadas a convencerte de eliminar los hidratos. Sí, te quitarán el pan, el embutido y los típicos alimentos que tienen altos niveles de grasa, pero eso no sirve de nada. Nuestro hígado seguirá generando colesterol con los hidratos que continúes comiendo. Podríamos decir perfectamente que una persona que consuma elevadas cantidades de grasas saturadas, pero en cambio pocos carbohidratos, no tendría niveles altos de grasas en la sangre. Es sencillo, el cuerpo no tiene azúcar y utiliza estas grasas como fuente de energía, no necesita guardarlas.

Por eso, nuestro objetivo tiene que ser encontrar un equilibrio justo entre grasas, proteínas e hidratos. Aumentando las grasas saludables, mejorando la calidad de proteínas y eliminando por completo los hidratos procedentes de comida procesada, zumos, bebidas azucaradas, etc., y ampliando la cantidad de alimentos como verduras y hortalizas: acelgas, borrajas, canónigos, cardos, calabacín, pepino, puerros, rúcula, setas, olivas, cebolla, coles de Bruselas, espinacas, etc.

La siguiente pregunta que me suelen hacer es si tanta grasa no castiga al hígado demasiado. Ya hemos visto que el hígado tiene que trabajar más por culpa de los carbohidratos que con las grasas. Y también hemos hablado de que el colesterol es necesario. Comer alimentos ricos en grasas y colesterol saludable evita que nuestro cuerpo tenga que trabajar de forma extra. En este caso, el hígado solo tiene que encargarse de proporcionar partículas de colesterol bueno, para transportar la energía procedente de las grasas. Además, te puedo confirmar que lo he comprobado mediante análisis. Solo tres meses después de empezar a comer sin hidratos los valores de las enzimas hepáticas se habían reducido de manera considerable.

Otros temas habituales son las barbacoas, mayonesa o salsas en general, y la nata. Con las barbacoas he tenido muchas conversaciones con mis amigos porque me decían que una barbacoa sin pan no es una barbacoa. Pues es verdad, la tradición manda acompañar un buen trozo de panceta o chorizo con pan. Pues como tú mismo habrás podido deducir, el pan nos sobra. Te aseguro que ahora disfruto exactamente igual de una barbacoa, con buena carne, sin tener que comer pan. Las salsas suelen tener mucha grasa, por ejemplo, el alioli está preparado con aceite de girasol y huevo. Si, como ya hemos visto, mezclamos esta grasa, que en principio es perfectamente sana, con el resto de comidas que no debemos (hidratos), ya hemos visto que generamos demasiados triglicéridos. Pero he aprendido a usar las salsas, siempre caseras y sin nada de azúcar, en comidas como pescados, sepia e incluso algunas verduras.

# Índice glucémico y carga glucémica

En el mundo de la nutrición podemos complicarnos todo lo que queramos con términos técnicos. En este caso, creo que merece la pena comentar brevemente la diferencia entre índice y carga glucémica. Es importante aprender a distinguir entre los tres tipos de nutrientes, pero sobre todo tenemos que aprender a manejar los hidratos de carbono.

Cuando vemos una tabla nutricional de cualquier alimento que compramos, vemos una cantidad de hidratos de carbono sobre cien gramos. Normalmente esa no es la cantidad que se ingiere, y no podemos calcular con exactitud el aporte de hidratos a nuestro cuerpo.

El índice glucémico mide cómo un alimento afecta a nuestra glucemia, es decir, la capacidad que tiene un alimento de elevar la cantidad de azúcar en sangre. En una tabla de índice de glucemia, el valor máximo es cien y corresponde a la glucosa pura, por lo tanto, si un alimento tiene un índice alto cercano a cien, significa que afectará a la glucemia en sangre igual que la glucosa.

Unos valores de referencia podrían ser:

- Alimentos IG alto: entre 100 y 70.

- Alimentos IG medio: entre 69 y 56.
- Alimentos IG bajo: 55 o menos.

La carga glucémica también indica cómo nos afecta la glucosa que tiene un alimento, pero sobre una ración normal, no siempre comemos los cien gramos. La carga glucémica de un alimento se obtiene dividiendo su índice glucémico entre cien y multiplicándolo por la cantidad de gramos de carbohidratos que tiene una ración normal.

Unos valores de referencia podrían ser:

- Alimentos con carga glucémica alta: más de 20.
- Alimentos con carga glucémica media: entre 11 y 20.
- Alimentos con carga glucémica baja: 10 o menos.

Y vamos a ver algunos ejemplos para que veas la diferencia entre índice y carga:

- Las pasas tienen un índice alto de 70 y una carga alta también de 28.
- La miel tiene un índice muy alto de 87 y solo 18 de carga glucémica.
- Los cacahuetes tienen un índice bajo 14 y solo 1 de carga glucémica.

Es por eso que nosotros tenemos que buscar alimentos con un bajo índice y carga glucémica, para evitar picos de glucemia y, en consecuencia, de insulina. Es decir, frutos secos como nueces, almendras, pistachos o cacahuetes, algunas frutas (por ejemplo, el plátano no), verduras, hortalizas y alimentos proteicos. Al final del libro he añadido algunos ejemplos de comida y su correspondiente índice y carga glucémica. Los valores a considerar serán más de veinte para una alta carga glucémica y menos de diez para una baja carga. Cuanto menor sea la carga glucémica de un alimento, menor será el pico de glucosa en sangre.

Un ejemplo de alimento para entender la diferencia entre índice y carga es la sandía, que tiene un alto índice glucémico, pero en cambio tiene muy pocos hidratos por ración, lo que hace que tenga una baja carga glucémica.

Los valores de índice y carga glucémica son útiles para saber cómo va a afectar un solo alimento a nuestra glucemia. Para los diabéticos, por ejemplo, si tienen una bajada de azúcar les será útil saber qué alimento va a elevar más rápidamente su glucemia. O si hacemos deporte, nos gustará saber qué alimentos tienen alta carga glucémica al acabar de entrenar para recuperar y reponer los depósitos de glucógeno. O, en cambio, qué alimentos tienen baja carga glucémica para no tener picos de glucemia durante el partido.

Me ha encantado una tabla de raciones de hidratos de carbono e índice glucémico que ha preparado la Fundación para la Diabetes (*www.fundaciondiabetes.org/upload/ publicaciones_ficheros/71/TABLAHC.pdf*). Te recomiendo que la imprimas y la tengas a mano durante esta primera fase, ya que te ayudará mucho a interpretar si un alimento generará mucha insulina o no. En la tabla los tienes clasificados por colores: verde, amarillo y rojo. Verás cómo los vegetales salen en color verde y en cambio los refrescos, el pan y el alcohol salen en color rojo.

# Por dónde empiezo

Son muchas cosas nuevas y cuesta asimilarlo. La primera reacción después de escuchar todos estos nuevos conceptos disruptivos es «¿Y por dónde empiezo? ¿Qué hago? ¿Qué como?» Pues lo primero asegúrate de que estás dispuesto y comprometido a mejorar tu salud y alimentación. El azúcar es una droga, y no exagero nada, la adicción que provoca es muy fuerte y te va a costar. ¿Estás listo? Si no estás listo, te invito a que leas más por internet sobre los efectos del azúcar en tu cuerpo. Tienes que estar perfectamente convencido y con la mente abierta para buscar nuevas formas de comer. Si estás preparado, ¡¡empezamos!! A partir de ahora mismo se acabó todo el azúcar. Todo es todo, no valen excepciones. No vale que me digas que tú sin el chocolate no puedes vivir, o que necesitas el café de por la mañana con unas tostadas para despertarte. Ya te he explicado que tu cuerpo realmente no necesita nada de eso para funcionar.

Si recuerdas, al principio del libro distinguimos entre la fase de perder peso y otra en la que ya solo mantenemos. En la primera no hay excepciones, hay que enseñar a nuestro cuerpo a trabajar con otros nutrientes y no solo con azúcar. Ya sabes que el azúcar también está en el pan, pasta, cereales, arroz, etc. En esta fase inicial los vamos a quitar también por completo, ya recuperaremos algo más adelante. Cuidado que no estoy eliminando todos los hidratos de carbono, las verduras siguen e incluso tendremos que incrementar la cantidad. No estamos haciendo ninguna dieta restrictiva donde se eliminan ciertos nutrientes por completo, solo eliminando algunos carbohidratos. En esta fase también tienes que quitarte la fruta. No, no es mala, ya lo hemos hablado, pero tiene azúcar, y mientras comas azúcar tu cuerpo no podrá quemar grasas. No te preocupes que también la recuperaremos.

¿Lo quieres en forma de lista? Te hago un resumen de lo que NO podemos:

- Pan.
- Pasta.
- Cereales.
- Arroz.
- Bollería.
- Fruta.
- Patata y zanahoria.
- Comida rebozada y frita.
- Bebidas azucaradas.
- Cerveza.
- Y comida procesada en general.

En esta fase notaremos muchos cambios y es muy importante que aprendamos de cada uno de ellos. Hay que descubrir poco a poco nuevos alimentos, dedicarle más tiempo a nuestra alimentación y a entender nuestro cuerpo. Repasa si quieres el capítulo «Entonces, ¿qué puedo y qué no debo?» para ir al supermercado y hacer una compra totalmente diferente.

¿Cuándo empezar? Pues cuando tú quieras y te sientas preparado. Recuerda que no es una dieta temporal, que buscamos hacerlo para siempre. Cualquier momento es bueno, pero sobre todo si nos hemos sentido identificados con algunos de los efectos secundarios del exceso de azúcar y el síndrome metabólico. El éxito va a ir muy vinculado a tu motivación y dedicación. Yo, por ejemplo, empecé a hacerlo justo en verano, quería ver si era capaz de controlar todos los excesos típicos como helados, refrescos, snacks, postres, etc.

Sigue leyendo el libro, busca más información por internet y contrasta toda la información que veas sobre la ingesta de grasas y carbohidratos. En los últimos meses ha crecido exponencialmente el número de artículos que tratan este tema. Es muy interesante ver los diferentes puntos de vista y compararlo con lo que estamos aprendiendo.

# Vámonos de compras

Bueno, ya está bien de teoría, vamos a la práctica, vámonos de compras. Lo primero que te voy a recomendar es que empieces a mirar todas las etiquetas de lo que compras. La mayoría de la comida que podemos encontrar en las tiendas es procesada y contiene muchos ingredientes que no nos aportan nada. Al principio cuesta, pero lo vas a hacer una vez, enseguida te lo aprenderás y te ayudará para elegir mejor la comida que consumes.

En una etiqueta nos tienen que dar obligatoriamente los ingredientes y un pequeño análisis de la composición o información nutricional, donde se indique el total de energía, la cantidad de hidratos de carbono, proteínas, grasas, minerales y cualquier otro nutriente importante a destacar. Además, nos deben especificar los tipos de cada uno de ellos, para que entendamos, por ejemplo, del total de carbohidratos, cuáles son azúcares. Y normalmente se expresan por valores medios cada cien gramos o por ración. Yo te recomiendo que mires siempre sobre cien gramos, así podemos comparar más fácilmente unos alimentos con otros.

En seguida te acostumbras a valorar qué alimentos tienen muchos hidratos, cuáles muchas proteínas, o de qué tipos de grasas está compuesto el alimento en cuestión. Sobre todo, es importante poner unos rangos en los que de un vistazo rápido puedas entender qué alimentos tienen demasiado azúcar.

Lo mismo lo conoces, pero si no es así te sorprenderá el proyecto de _sinazucar.org_, donde de forma gráfica equipara el azúcar libre que tiene un alimento con la cantidad correspondiente de terrones de azúcar. Hay algunos ejemplos que realmente ponen los pelos de punta y que nunca te imaginarías la cantidad de azúcar que tiene. Me sorprendió la cantidad de azúcar que, por ejemplo, tienen los «cacaos solubles», más de un 70 % es azúcar añadida. O por ejemplo el tomate frito, yogures de sabores, la mayoría de cereales, etc. Y ojo, que no estoy hablando de los azúcares que generarán los hidratos, sino de azúcar añadida artificialmente que solo vale para rellenar, abaratar el producto metiendo menos cacao puro y conseguir que sea más adictivo.

Es difícil darse un paseo por los pasillos del supermercado y encontrar algo a lo que no se le haya añadido azúcar. La sección de los cereales es increíble, todos están cubiertos de chocolate o miel. Pero pásate por la de zumos, yogures o batidos, exactamente lo mismo, difícil encontrar alguno que no esté repleto de azúcar añadido. Y si no tiene azúcar, lo han cambiado por edulcorante y nos van a cobrar el doble.

Lo peor de todo esto es el _marketing_ comercial que asocia estos productos con los niños. Los cereales están repletos de llamativos colores, de los personajes favoritos de dibujos animados, con promociones de regalos en el interior y todo tipo de reclamos para los más pequeños. Además, se utilizan mensajes engañosos para los adultos como «fuente de energía», «ricos en fibra», etc. Nos creemos que le estamos dando un desayuno saludable y lo único que estamos haciendo es saturarlos de azúcares añadidos que no aportan nada nutricionalmente.

Bueno, ¿entonces qué compramos? Pues mi recomendación es que compres ingredientes, no comida preparada. Que compres tomates para hacer tú mismo un tomate frito. Que, en lugar de comprar salsas ya preparadas, prepares tú mismo una rica mayonesa casera. Si en nuestra compra incluimos ricos ingredientes, a la hora de pensar qué comer tendremos más posibilidades.

Con las verduras tenemos miles de opciones y podemos cocinarlas de varias formas: cocidas, a la plancha o asadas. Las podemos tomar solas o acompañadas de aceite y vinagre, de mayonesa, con ajo, con jamón. Pero por supuesto intenta evitar la verdura congelada, los preparados listos para calentar. Todo lo fresco será mucho mejor y aportará más nutrientes que cualquier cosa que haya sido procesada industrialmente.

Si seguimos por el supermercado, llegaremos a la sección de refrescos. Aquí menos el agua todo lo demás podemos eliminarlo tranquilamente. Todo lleva azúcar, y lo que no, edulcorante. Todas las bebidas isotónicas, energéticas y demás, tienen una altísima cantidad de azúcar. Están pensadas para recuperación de deportistas, pero se han asociado a un *marketing* atractivo y las bebemos de manera habitual.

Yo he descubierto alimentos que no había probado hasta ahora o que no valoraba correctamente lo que podían aportar a mi cuerpo, como, por ejemplo, el aguacate. Quizá una de las mejores fuentes de grasa saludable y de vitaminas. O las aceitunas, también con mucha grasa saludable. El atún y derivados, con proteínas, y perfecto para combinar con ensaladas, tomate y tortillas. Los frutos secos que tienen mucha grasa también. Estos hay que tomarlos al natural por supuesto, nada de cacahuetes fritos con miel o cubiertos de chocolate. La parte de los aperitivos o snacks también es complicada, todos están basados en hidratos, repletos de condimentos, colorantes, sabores artificiales, etc. Hay que probar cosas nuevas, salir de la comida procesada. Lo sé, es complicado, pero es así, esta comida nutricionalmente no aporta nada.

Está claro que comer bien supone un esfuerzo y que vamos a necesitar de más tiempo. La vida moderna nos ha ido empujando hacia la comida rápida, pero tenemos que evitarlo. Con un mínimo de planificación podemos preparar platos muy ricos con un valor nutricional más interesante. Te recomiendo que vayas al supermercado con tiempo, no con prisas a comprar lo que vas a comer dentro de cinco minutos. Planifica un poco la semana, ten siempre ingredientes frescos que puedas combinar y preparar de múltiples formas. Mucho pescado, carnes grasas y de calidad, huevos y verdura. Las cenas suelen ser las más complicadas y las que más pueden afectarnos porque es muy probable que no tengamos un consumo energético después, nos iremos a la cama. Hay que planificarlas bien y no terminar comiendo lo primero que cojamos en el frigorífico. Evita volver a comprar esa comida rápida que solemos hacer en la freidora: empanados, patatas fritas, croquetas, y en general toda la comida congelada precocinada.

# ¿Qué es lo que vas a notar?

Este capítulo es importante, los cambios que vas a experimentar son grandes, unos buenos y otros complicados de llevar, pero todos serán tu fuente de motivación. Piensa que llevas muchos años alimentando a tu cuerpo de manera diferente y ahora hay que acostumbrarle a algo nuevo.

Lo primero que va a pasar cuando eliminemos el azúcar es que vamos a «soñar» literalmente con él. Ya dijimos que es una de las sustancias más adictivas. Te vas a dar cuenta de la gran cantidad de azúcar que consumes sin darte cuenta y alucinarás. El máximo recomendable diario para un adulto es de unos 20-25 gramos al día, la media real de consumo está en cambio en casi tres o cuatro veces esta cantidad. Empezarás a notar cómo tu cuerpo te pide el azúcar de manera insistente, es normal, le has quitado su principal fuente de energía y ahora está viendo que le va a tocar trabajar más.

Es importante que no pases hambre, cuando tu cuerpo tenga esos bajones de azúcar y te pida comida, dásela, pero no le des azúcar, come grasas, hay que evitar a toda costa levantar la insulina. Al principio verás que te pasas el día comiendo, no te preocupes, no pasa nada, es más difícil pasarse de calorías comiendo grasas que hidratos. Bebe mucha agua, tu cuerpo te lo pedirá al ingerir más grasas y te ayuda a saciar y calmar el hambre.

Tu cuerpo enseguida se dará cuenta de que no tiene azúcar y empezará a buscar energía de otras fuentes, como las grasas. ¿Podemos comer la cantidad que queramos? Dentro de unos límites normales sí. Si ingieres muchas grasas tu cuerpo tendrá energía suficiente y no quemará las corporales. Pero no pasa nada, nos estamos acostumbrando y no queremos pasarlo mal. Poco a poco irás necesitando comer menos y tu cuerpo empezará a librarse de toda la que tiene acumulada. Si recuerdas, a este proceso se le conoce como lipólisis, y significa que tu cuerpo empieza a convertir la grasa acumulada en forma de triglicéridos en energía, concretamente en cuerpos cetónicos. Estas cetonas se producen en el hígado y se utilizan como energía para todo el cuerpo, incluyendo el cerebro, que se alimenta de glucosa o cuerpos cetónicos. Hay muchas teorías y estudios que afirman que el cerebro funciona mejor con cuerpos cetónicos que con glucosa directamente. Seguro que has oído o tú mismo has afirmado que necesitas desayunar para estar activo o ponerte en marcha todas las mañanas. Es normal, personas que toman muchos hidratos necesitan desayunar rápido para poder mandar a su cerebro glucosa nada más despertarse. Con una dieta keto vamos a intentar que nuestro cuerpo se acostumbre a trabajar con cetonas más que con glucosa.

La cetosis tiene múltiples beneficios. Piensa que al dar al cuerpo una gran cantidad de energía a través de las grasas, puedes aumentar tu rendimiento mental y físico. También reduce el hambre, como decíamos, facilitando la pérdida de peso sin tanto esfuerzo. Para iniciar el proceso de cetosis necesitamos consumir muy pocos carbohidratos, lo que también puede ayudar a corregir la diabetes tipo 2. La cetosis se usa también para controlar la epilepsia.

Cuando nuestro cuerpo entra en cetosis notaremos unos síntomas muy claros, como un incremento de sed y un fuerte aliento a acetona. Los cuerpos cetónicos están presentes en la orina y en el aliento. Es muy fácil comprobar si estamos en cetosis con unas sencillas tiras reactivas en la orina que se compran en cualquier farmacia sin receta médica. Es posible que estos primeros momentos de cetosis provoquen algo de dolor de cabeza, irritabilidad o cansancio. Pero en cuanto tu cuerpo se acostumbre pasarás a sentirte con mucha más energía que antes y a no tener hambre.

La cetosis siempre se ha visto como algo negativo, nuestras madres cuando estábamos malos y nos notaban el aliento tan característico nos decían que estábamos enfermos. No hay que confundir la cetosis, totalmente natural y provocada por bajo consumo de hidratos, con la cetoacidosis, que es un mal funcionamiento del cuerpo donde se produce de forma excesiva e incontrolada cetonas.

Vale, hemos metido a nuestro cuerpo en cetosis, ¿y ahora qué pasa?, ¿es para siempre?, y si un día me lo salto, ¿salgo de cetosis? Pues la cetosis es un estado que tiene grados, y se mide en base al número de cetonas en sangre con unidades de milimoles:

- Entre valores de 0.2 y 0.5 podemos decir que empieza el proceso de cetosis, pero no estamos quemando grasas todavía.
- Entre valores de de 0.5 y 1.5 sí estamos en una fase nutricional en la que nuestro cuerpo está empezando a estar en un equilibrio óptimo de hidratos de carbono y grasas.
- Y desde 1.5 hasta 3 es cuando podemos considerar

un estado de cetosis totalmente pleno. Aquí ya tenemos a nuestro cuerpo y cerebro utilizando cetonas procedentes de las grasas para su correcto funcionamiento. Es donde tenemos que mantenernos.

- Por encima de 3 y hasta un máximo de 8-10 milimoles es un estado que deberíamos considerar que no es normal, que no depende de nuestra dieta por muy pocos hidratos que consumos, y que pueden venir provocado por algún problema llegando a producir incluso cetoacidosis.

Si te acuerdas al principio del libro hablamos de diferenciar dos fases, donde la primera buscaba ser un poco más estricta para acostumbrarnos rápido, notar los cambios y empezar enseguida a consumir grasas. En esta fase tenemos que intentar no salir de cetosis entre 1.5 y 3. No hace falta que la midas, simplemente evita saltarte lo que hemos aprendido hasta ahora. Cuando hayamos pasado esta fase y ya estés cómodo verás como serás capaz de manejar tu grado de cetosis sin problemas y si bajas de 1.5, serás capaz de volver sin tanto esfuerzo como en esta primera fase.

Recuerda que las grasas podemos consumirlas sin problema, no generan insulina y no nos sacan de cetosis. Las proteínas hay que reducirlas también un poco en esta primera fase. Hay una regla no escrita de un máximo de 1 gramo de proteína por cada kilo corporal. Es decir, una persona de 75kg no debería consumir más de 75 gr de proteína al día. Y los hidratos solo y exclusivamente las verduras y legumbres. La fruta en la primera fase podemos evitarla para mantener mejor la cetosis.

Recuerdo perfectamente como todos los cambios venían uno detrás de otro, de manera rapidísima. Entré en la fase de cetosis en menos de 3-4 días, y ya al final de la semana estaba empezando a notarme diferente. De repente empiezas a perder bastante peso, no te emociones, solo es el agua que retenía tu cuerpo por la inflamación que producen los hidratos. Recuerdo perfectamente perder 2-3 kilos de líquido en las primeras semanas. Recuerdo que empecé al mismo tiempo que mi amigo Carlos, y nos llamábamos continuamente para comentar lo que sentíamos, qué nuevas comidas habíamos descubierto o para contrastar toda la cantidad de nuevos conceptos, noticias y artículos que leímos. Cuántas veces habremos comentado todas y cada una de las entradas del blog de Jorge en *lameteoqueviene.com*. Reconozco que es el sitio que más me ha enganchado y me ha motivado para seguir adelante.

Cuando ya conseguí enterarme de qué comer en cada momento y de mantener mi insulina a raya, de repente me olvidé de la comida. Pasó a segundo plano, me volqué en el deporte. De repente me encontré con mucha energía, ganas y necesidad de moverme a todas horas. Empecé a dormir de una manera espectacular, recuerdo dormir siestas de un par de horas y por las noches otras 8-9 horas tranquilamente. Hacía mucho tiempo que no dormía tan bien y tan profundamente. Y encima me iba a dormir después de comer sin generar insulina, convencidísimo de que adelgazaba por momentos.

Más o menos después del primer mes ya había perdido 5-6 kilos y la gente empezó a notarlo y decírmelo. Mi motivación crecía por momentos, y la incredulidad de la gente también. Todos me preguntaban que cómo se llamaba mi dieta, que me veían comer cosas que no entendían cómo podía adelgazar. La de veces que he podido contar esto a amigos, familiares y amigos de amigos. Aunque no lo sabía, creo que aquí empezó a forjarse este libro.

Sigue a tope, disfruta de estas nuevas sensaciones,

adelgaza hasta que te sientas a gusto. Estás comiendo bien y en cantidad, no te preocupes. Si lo haces bien tu cuerpo no va a dejar que te pases y adelgaces más de lo debido, no te vas a desnutrir ni mucho menos. Cuando pasa el primer mes y ya no solo has perdido seis kilos, sino que llegas a perder diez, y luego doce y así hasta los dieciocho kilos que llegué, vas a escuchar muchos comentarios. Seguro que la mayoría negativos, que no adelgaces tanto, que te has quedado muy delgado, que antes estabas más «hermoso», etc. ¡¡Ni caso!! Tu cuerpo sabe cuándo tiene que dejar de guardar grasas o cuándo tiene que parar de quemar lo que le sobra.

A partir de aquí, bienvenido a la fase de normalidad. Yo he recuperado algunas cosas, como la fruta entre comidas, alguna vez desayuno unas tostadas de pan integral, paella casera con los amigos y hasta alguna cerveza por supuesto. ¿Cuál es la diferencia? Que esto ahora lo hago de manera puntual y no habitual. Que valoro y disfruto mucho más lo que como. Intento que los alimentos sean lo más sanos posible, como, por ejemplo, a la hora de comprar pan. Evita ese pan blanco que es solo harina y agua, compra un buen pan de masa madre, sin procesar, sin azúcar añadido y disfruta de esas tostadas. No pasa nada, recuerda que es puntual, nuestro cuerpo lo verá como algo puntual y no estropearemos nada, estamos en una fase de «normalidad».

En muchos libros sobre dieta cetogénica se habla de algunos efectos secundarios, que en absoluto son malos, pero que debemos conocer y comprender para no asustarnos:

- Dolor de cabeza: es posible que en los primeros días nos duela un poco la cabeza. Nuestro cuerpo está reaccionando a unos cambios muy fuertes, está segregando hormonas pidiendo más azúcar, arrancando procesos que no solía utilizar, está empezando a quemar grasas y a usar cuerpos cetónicos. Todos estos cambios son normales, no pasa nada, se pasan enseguida.

- Subida colesterol: Ya comentamos que en el proceso inverso en el que nuestro cuerpo convierte la grasa en energía, también se desprende colesterol que es transportado para generar energía. Pero este colesterol no es debido a la alimentación, no, tampoco a las grasas saturadas. Es una fase temporal en la que tu cuerpo está sacando todo el colesterol guardado en el abdomen y es completamente normal.

- Aumento de las enzimas del hígado: Y con estas enzimas nos pasará igual que con el colesterol. El aumento de enzimas del hígado en la sangre es debido a la eliminación de las células malas del hígado en cuanto empezamos a dejar de comer hidratos de carbono. Igual, es algo temporal y enseguida desaparecerá.

El resto de los síntomas son positivos, te sentirás lleno de energía, dormirás mejor y en poco tiempo estarás en tu peso perfecto.

# No me siento con fuerza o capaz

Lo sé, cuesta mucho, hay que tener mucha fuerza de voluntad para tomar la decisión de pasar a tomar cero azúcar e hidratos de carbono. Llevas mucho tiempo, es una droga y no es fácil quitarla. ¿Cuántos años tienes, si no es indiscreción? En mi caso tenía 38 años cuando empecé, y me puse a pensar la cantidad de años que me quedan por vivir. ¿Cuánto tiempo he tardado en perder peso y estar sano? ¡¡Diez meses!! ¿Qué son diez meses en treinta, cuarenta o cincuenta años que te quedan de vida? No es nada, si lo piensas así no es nada de tiempo, comparado con la cantidad de beneficios que vas a tener.

Realmente es difícil explicar lo diferente que será tu cuerpo cuando estés en tu peso ideal, cuando tengas un 15 % de grasa únicamente, hayas reducido al mínimo la posibilidad de tener muchas enfermedades, cuando te puedas mover con energía, volver a hacer deporte y, sobre todo, cuando vuelvas a estar realmente feliz contigo mismo.

Siempre recomiendo a mis amigos que tomen la decisión, que no es algo que les vaya a costar mantener. Los resultados son tan buenos que te aseguro que no querrás volver a estar como antes, a perder toda esa energía que tienes. Y si fallas, te acordarás de las buenas sensaciones y no te costará volver a comer bien.

He oído todo tipo de excusas: que no tengo fuerza, que yo no puedo, que soy así y nunca cambiaré, es que yo necesito el azúcar porque si no me mareo, etc. Yo poco puedo hacer si tú no quieres y no lo intentas, pero uno de los principales motivos para escribir este libro es por la cantidad de amigos, familiares y personas cercanas que veo que comen fatal, que no se dan cuenta de lo que están forzando su cuerpo y que un día se llevarán un susto. Ese día sí, seguro que ya se lo toman en serio, pero no entiendo por qué tenemos que esperar a que un médico nos diga «o empiezas a comer bien o te vas a morir».

«Pero es que a mí me gusta mucho el chocolate, no puedo dejarlo». No te preocupes, no significa que no vayas a volver a comer chocolate nunca más, pero tú mismo comprobarás que media tableta diaria y por la noche no es lo más correcto. Te aseguro que no pasa nada si comes un par de onzas de chocolate negro 85 % un par de días a la semana. Piensa un poco en positivo, si te fijas en lo que llevamos de libro, he dicho más veces que podemos comer cosas nuevas que las que hemos prohibido. El problema es que ahora mismo solo comes de las prohibidas, pero eso no significa que te vayas a morir de hambre.

¿Vas a saltarte la dieta? Pues casi seguro, estoy convencido que encontrarás una excusa: un evento familiar, unas vacaciones, un viaje de trabajo, etc. No pasa nada, poco a poco te darás cuenta tú mismo de lo que ha fallado y lo conseguirás. Te terminarás convenciendo de que hay más beneficios que sacrificios. Yo en mi trabajo viajo mucho a diferentes países y es muy difícil encontrar qué comer. Lo bueno es que ensaladas hay en todos los sitios y siempre podremos completarla con atún, quesos, aguacate, etc.

Lo que sí que me cuesta mucho es encontrar cosas con grasas, en Estados Unidos por ejemplo, es muy difícil encontrar un yogur griego con su grasa, todo es 0,0 % con edulcorantes.

Y por último, insisto en que no puedes mezclar, porque vas a provocar el efecto contrario. Es importante matizar que no es lo mismo saltarte la dieta porque has comido algo de carbohidratos, que mezclar nutrientes. Si un día comes una paella, no pasa nada, pero no lo mezcles con una tarta. Recuerda que, en este caso, nuestro cuerpo coge ese azúcar fácil de más y tiene que guardar lo sobrante. Al principio te costará un poco pero enseguida irás valorando qué y cuándo comes cada cosa.

## La familia y los amigos

No sabía si escribir esta parte porque seguro que me va a caer alguna bronca, pero decidí contar toda mi experiencia y aquí está.

La familia y amigos no ayudan, lo siento, es así, por lo menos al principio, luego ya te dan por perdido y te dejan un poco más en paz. Por supuesto no es que lo hagan a malas, pero no entienden todo lo que nosotros estamos aprendiendo, chocamos con esos tópicos nutricionales que hemos visto, y en las comidas familiares pues salen roces cuando tú dices qué de lo que hay en la mesa no puedes comer nada y te preparas tu propia comida. Pero si es verdad, es así, hay que defender nuestra postura.

Cuando empecé a comer bien coincidió con las vacaciones de verano en el pueblo, donde nos juntamos en casa un montón de familia, entre 15-20 personas, y las madres realmente hacen un esfuerzo por preparar comida a diario para todos nosotros. Lo primero es agradecer este esfuerzo, que no tiene precio, pero yo quise mantenerme firme y a tope con mi cruzada por el desierto sin hidratos. Lógicamente para tantas personas lo más fácil es preparar por ejemplo algún plato de cuchara, pasta, ensaladas, etc. Si un día había lentejas, por ejemplo, sin problemas, yo apartaba la patata y zanahoria y listo. Pero si otro día había macarrones con chorizo para comer, pues lo siento mucho, pero no entran dentro de mis planes. Yo en ningún momento pretendo tener mi propio menú, faltaba más, pero pedí por favor que respetaran que yo no comiera eso. Ese día comí ensalada y no pasó nada.

Estas son las situaciones más fáciles o más difíciles, depende de cómo lo veamos, para estropear nuestra forma de comer. Yo te animo a que tengas un poco de fuerza de voluntad y te adaptes a lo que hay encima de la mesa. Si no puedes comer muchas de las cosas que hay, pues no pasa nada, a la siguiente ya habrá algo mejor. Siempre te puedes preparar una ensalada, un poco de yogur, queso, aceitunas, aguacate, etc. Recuerda que es importante tener siempre en casa ingredientes para poder preparar algo de comer.

Lo mencioné un poco en la introducción, pero continuando el tema de las vacaciones, no me puedo dejar el tema de «salir de cañas». Me sale una sonrisa cada vez que lo pienso, la de gente que me ha mirado raro porque me pedía una botella de agua. «¿Pero no quieres una caña o una coca cola? No gracias, agua está bien. ¿Pero estás a dieta? ¿Estás enfermo? ¿Qué te pasa?». Y luego cuando pedíamos algo para comer o ponían una tapa, que en Extremadura suelen poner mucha carne de cerdo y que por supuesto, están bien ricas, era el primero en comérmela. La gente asume que el tomar agua era porque estaba a dieta, y no entendía cómo me comía también la tapa de oreja, secreto ibérico, aceitunas, etc. En cambio, no me comía las patatas fritas, o los cacahuetes con miel, las chucherías, etc., que mira que me ha costado.

Otro cosa que no podía faltar, ya no de familia y amigos, sino de compañeros de trabajo y de cualquiera que me viera, era el comentario de «¡¡Qué delgado estás!!». Al principio me encantaba que me lo dijeran, pero cuando es una y otra vez, de repente se convirtió en algo negativo. De repente pasamos al «ya no adelgaces más que te estás quedando muy delgado». Yo sabía que no, que estaba en mi peso perfecto, que mis porcentajes de grasa y músculos, revisados por profesionales, estaban perfectos, pero entiendo que a las personas más cercanas les choque verte con dieciocho kilos menos. Todo el mundo me decía que a mí no me hacía falta perder ese peso, que no estaba tan gordo, etc. Lo he dicho muchas veces, yo no estoy comiendo bien con el objetivo de perder peso sino de estar sano. Si mi cuerpo ha decidido que esos dieciocho kilos ya no los necesita porque le doy la alimentación y energía correcta, será por algo.

El problema es que la media de peso, lo que la gente entiende por estar bien, no es la correcta. Tener unos kilos de más, según las abuelas, es estar «hermoso». Nos hemos acostumbrado a que tener un poquito de barriga es lo normal, y no es así. Lo normal es tener un 15 % de grasa corporal. Eso, sobre una persona de ochenta kilos de peso, significa que no debería tener más de 8-12 kilos de grasa. La media en la mayoría de los países es mucho más alta. Pues bien, yo, con un porcentaje del 14 % de grasa, calculado en un laboratorio deportivo profesional, no he parado de oír todos los días a todas horas que estaba muy delgado, que estaba mucho mejor antes.

Otro consejo que me gustaría darte es acerca de intentar «difundir» tu nueva manera de comer. Soy una persona muy lanzada, con mucha energía, cuando me da por algo lo llevo hasta el extremo, me leo todo lo que encuentro y aprendo todo lo que puedo. Por supuesto, si el tema me apasiona como este, y encima veo resultados tan espectaculares, lo que más me apetece es contarlo e intentar convencer a todo el mundo de que lo prueben. Pues en este caso no sé si ha sido positivo o incluso hasta algo negativo. No todo el mundo al que se lo contaba compartía mi misma opinión por supuesto. Alguno me ha dicho que cómo hacía esa locura, o que no dijera tonterías, que «de toda la vida el zumo de naranja se ha tomado y nadie se ha muerto».

Con la familia lo he intentado, con mi padre sobre todo. Mi madre por otros problemas que tiene sí lo ha entendido, mejor dicho, sí lo ha querido entender, y lo cumple bastante bien. Pero con mi padre no lo he conseguido, lo estuvo haciendo un par de semanas o tres, y en cuanto me descuidé un poco volvió como loco al azúcar y a comer mal. Ahí, precisamente, es cuando decidí escribir este libro, porque me di cuenta que a la gente le costaba mucho entender los conceptos, mi padre me preguntaba todos los días qué podía y qué no.

¿Y con mi mujer? Bueno, primero le tengo que dar las gracias por todo lo que me ha tenido que aguantar, y por la de veces que me ha oído explicárselo a amigos y familiares. La verdad que los primeros meses, como todo el mundo preguntaba, era el *monotema*. El problema es que con ella he tenido el típico caso de «yo no lo necesito, ya estoy delgada». Efectivamente está delgada, pero yo le decía y sigo diciendo que eso no tiene nada que ver, que los análisis no están bien, y que consume un montón de azúcar (podríamos decir que es adicta al chocolate). Lo de los análisis bien, ya lo comentamos anteriormente, como están dentro de valores de referencia, su conclusión es que todo está perfecto. Pues no es así, tiene suerte de que su metabolismo es capaz de gestionar mejor el azúcar, pero desde luego, si redujera la cantidad de hidratos que consume diariamente, estoy seguro que en el futuro tendrá menos problemas.

En casa he conseguido reducir muchos de los alimentos que compramos anteriormente y que tenían mucho azúcar, intentamos sobre todo cuidar mejor las cenas, que las hacíamos muy rápidas y sin planificar. Y, sobre todo, intenté corregir el desayuno de los niños. Antes eran siempre galletas, magdalenas, tostadas con mermelada, *colacao*, y todo con mucho azúcar. Y ahora lo hemos cambiado por unos ricos huevos revueltos, queso, jamón, yogures, aguacate, etc.

# Conoce tu cuerpo midiendo la glucosa en sangre

Al principio me parecía un poco exagerado comprarme un medidor de glucosa, es más, estaba seguro de que me iban a mirar raro y a decirme algo. Bastantes malas caras me ponían ya en casa como para ahora ponerme a medir la glucosa en sangre después de cada comida. Pero al final me animé y es increíble lo que he aprendido de mi cuerpo. Como he dicho en varias ocasiones, no todos somos iguales, ni reaccionamos igual a todos los alimentos. Con el medidor de glucosa vamos a poder ver cómo nos afecta cada comida y aprender a manejar mejor los valores de índice y carga glucémica.

El medidor de glucosa lo puedes comprar en cualquier farmacia, parafarmacia o incluso tiendas online como Amazon desde 25 €. En la caja podrás encontrar el medidor electrónico, agujas de repuesto y las tiras electrónicas donde echaremos la gotita de sangre. Con el medidor lo que vamos a saber es la cantidad de glucosa que tenemos en sangre en ese momento, y aunque la insulina no se puede medir así, podemos deducir que, de forma directamente proporcional a la glucosa, tendremos insulina en nuestra sangre. El glucómetro mide la cantidad de glucosa en miligramos por decilitro (mg/dl) y tienen un rango de medida que va desde 10-20 mg/dl hasta 500-600 mg/ dl.

¿Qué nos interesa? Pues, por ejemplo, saber nuestra glucosa en sangre al despertarnos y antes de desayunar. Este es el valor más importante, ya que nos indica si nuestro cuerpo ha sido capaz de eliminar el azúcar y hemos estado por la noche quemando grasas. Y es el principal motivo por el que tu médico te pide hacer los análisis en ayunas, para ver tu estado de diabetes. Un valor normal es siempre entre 70-90 mg/dl. Por encima de 100 mg/dl en ayunas quiere decir que nuestro cuerpo, pese haber estado varias horas sin ingerir nada, no es capaz de reducir la glucosa en sangre, incluso generando insulina. Esto podría ser un signo de una posible diabetes y se llama fase de «prediabetes». Aquí deberíamos tomar medidas de manera urgente y eliminar los hidratos antes de que pasemos a ser enfermos diabéticos.

Otro valor que nos interesa es la glucosa después de cada tipo de comida. Vamos a medir qué pasa, por ejemplo, después de desayunar cereales, unas tostadas, zumo o grasas. Así podremos valorar perfectamente qué sucede en nuestro cuerpo después de meter hidratos y cómo se dispara el azúcar. Depende del tipo de comida, pero podemos medirlo entre 20-30 minutos después de terminar la comida. Veremos cómo con hidratos simples los niveles de glucosa subirán a 140-150 mg/dl con mucha facilidad. En cambio, con las grasas no deberíamos pasar de 90 mg/ dl. No podemos detectar una enfermedad como la diabetes simplemente con un glucómetro, pero si nuestro nivel de glucemia se sitúa por encima de 126 mg/dl en ayunas y de 200 mg/dl después de comer, podemos pedir cita en el médico directamente.

Podemos hacer las pruebas en desayuno, comida y cena. Las cenas también son importantes para asegurarnos que hemos entendido qué alimentos interesan y nos vamos a la cama con la mínima cantidad de glucosa posible. Yo sigo usando el glucómetro cada vez que hago una mezcla nueva, pruebo algún alimento, o me he pasado un poco el fin de semana con los hidratos y quiero ver cómo está recuperando. Es una herramienta más, no es solo para enfermos diabéticos y tiene un coste muy razonable, A mí me ha resuelto dudas, sobre todo con los tiempos, no había encontrado en ningún sitio claro cuánto dura el azúcar en sangre. En el siguiente capítulo hablaremos de los análisis y cómo podemos seguir aprendiendo más cosas de nuestro cuerpo.

# Entendiendo los análisis de sangre

Medir la glucosa es solo un pequeño paso de lo que puedes hacer para comprender con más detalle cómo se comporta tu cuerpo. Ahora vamos a descubrir toda la información que nos dan en los análisis y asociarla a los conocimientos nuevos que hemos adquirido.

Lo primero que tenemos que hacer es a través de un médico conseguir hacer unos análisis que no sean los generales. Me refiero a los de las revisiones médicas del trabajo donde nos miran parámetros básicos y no entran en detalle con los valores que a nosotros nos interesan. Por ejemplo, la glucosa seguro que sí, pero la insulina no se suele medir en este tipo de análisis. En este capítulo veremos los principales indicadores, qué significan y los valores idóneos.

Sería interesante que tu médico te hiciera un chequeo de cómo estás ahora, antes de empezar a comer bien, y otro un poco después, para que veas la evolución que has tenido en indicadores tan importantes como la glucosa, los triglicéridos o el colesterol LDL. Lo mismo tienes que insistir un poco y explicarle qué estás haciendo. Recuerdo perfectamente mi primer intento, un nutricionista de sesenta años, entiendo que de la vieja escuela, que cuando le conté lo que estaba haciendo me miró con una cara de querer matarme. Si es por él me receta la pastilla del colesterol allí mismo, no entendía nada de lo que estaba haciendo. El caso es que él me dijo que no me podía pedir esos análisis, así que tuve que recurrir a un amigo que me los pidió sin problema.

Yo me he preparado una hoja de cálculo con el resumen de todos los análisis que tengo de los últimos años. No he apuntado todo, pero sí los parámetros principales que vamos a ver a continuación. Es una pasada ver cómo había llegado a límites realmente peligrosos de colesterol «malo», triglicéridos y enzimas hepáticas. Te invito a que hagas esta hoja de cálculo y lleves un seguimiento de tu evolución, te servirá para motivarte y no volver a las andadas.

Los análisis vienen divididos normalmente en secciones:

- Hemograma o hematología, que analiza las diversas clases de células que se encuentran en la sangre. Aquí, por ejemplo, encontraremos los valores de hemoglobina, plaquetas, etc.
- Bioquímica, que es donde se analiza la cantidad de ciertas sustancias que tenemos en la sangre, como por ejemplo electrolitos (como sodio, potasio y cloruro), grasas, proteínas, glucosa. Y por supuesto los valores de colesterol y triglicéridos.
- Análisis de orina, con el que podremos determinar la presencia de ciertas sustancias, como por ejemplo cuerpos cetónicos, o incluso de enfermedades que por ejemplo podrían afectar al riñón.
- Las enzimas muchas veces se incluyen en la bioquímica, pero dependiendo del detalle del análisis podremos encontrar una sección concreta sobre

las enzimas hepáticas, como, por ejemplo, la conocida GGT.

- Y un «varios» donde en función de lo que hayamos pedido nos pueden incluir, por ejemplo, la insulina, homocisteína, fibrinógeno, vitaminas, proteínas, etc.

Interpretar los resultados de los análisis no es fácil y debe hacerlo un médico, pero hay algunos parámetros que es interesante que conozcamos y sobre todo que entendamos qué significan, por qué suben o bajan y qué implicaciones tienen en nuestro organismo. Todos los indicadores y resultados tienen sus valores de referencia con un máximo y un mínimo. Con esto podemos hacernos una idea de cuánto estamos de cerca o lejos de los extremos y valorar nuestra evolución. Es importante entender que estar dentro de estos parámetros no significa que estemos sanos, simplemente que no es destacable. He discutido mucho con amigos que decían que ellos tenían los análisis perfectos, cuando por ejemplo el valor de triglicéridos lo tenían en 155 mg/dl y las referencias están entre 30 y 160 mg/dl. El valor está dentro de las referencias, pero está claro que 155 no es el mejor resultado, preferiría tener 40 mg/dl, por ejemplo.

Vamos a analizar los principales valores, uno a uno, interpretando que significa y sobre todo entendiendo cómo afecta la parte de la nutrición que estamos aprendiendo:

*Glucosa*

La glucosa ya la hemos comentado en varios puntos anteriormente. Aquí simplemente entender que la prueba se suele realizar siempre en ayunas y que para valores superiores a los 100 mg/dl, pese a que estemos dentro de los valores de referencia, estamos en una fase de prediabetes y debemos actuar lo antes posible. Aquí tienes otro claro ejemplo de que los valores de referencia no valen para quedarnos tranquilos.

Piensa que, si cenaste a las 22 h y te has hecho los análisis a las 8 h, has estado diez horas sin comer nada. ¿Cómo es posible que tu glucosa salga por encima de 100 mg/dl? Tu cuerpo debería haberla quemado o eliminado mediante la insulina. Si sigue ahí es por algo, es porque tu cuerpo no puede con ella. Hay tanta que ya no sabe qué hacer, estás a un paso de ser diabético.

Los glucómetros son bastante fiables y en este caso el resultado de glucosa nos servirá simplemente para confirmarlo.

## Colesterol

Este me parece el más interesante de todos y donde tenemos que dedicar un buen rato porque es donde vamos a romper algunos conceptos, como habrás visto en lo que llevamos de libro. Para empezar, tener el colesterol alto no es malo, es hasta importante y necesario, pero depende de cuál, de cuánto y de tu edad. Este último parámetro también es importante, las personas mayores tienen, y deben tener, el colesterol más alto que un adolescente, y eso no significa que sea malo.

Un análisis donde nos den solo el colesterol total no nos vale para nada. Ese colesterol necesitamos descomponerlo en los diferentes tipos de partículas para saber entender mejor qué está pasando en nuestro organismo. Imagino que siempre has oído hablar del colesterol bueno (HDL) y malo (LDL). Lo de bueno y malo no es que sea muy correcto, pero es lo que siempre hemos utilizado y nos vale para entendernos. De todas formas, vamos a ver con un poquito más de profundidad qué significa y para qué sirve cada uno de los tipos.

- El colesterol LDL (*Low Density*, 'Baja densidad') es el colesterol asociado directamente al consumo de hidratos de carbono, y se le dice malo porque un elevado nivel de este colesterol es peligroso y suele ir asociado a enfermedades cardiovasculares.
- El colesterol HDL (*High Density*, 'Alta Densidad') es la molécula encargada de transportar el colesterol de otras partes del cuerpo al hígado y que se pueden utilizar. Y se dice que es bueno porque niveles altos están asociados a riesgos bajos de enfermedades cardiovasculares, al revés que el LDL.

Imagina que nos hacemos unos análisis normales y nos sale un colesterol total de 240 mg/dl. ¿Eso significa que tenemos el colesterol alto? Sí, pero no que sea malo. Por desgracia, en la mayoría de los casos nos recomendarían reducir el consumo de grasas y puede que incluso tomar medicación (estatina) para regular el colesterol. Pero qué pasa si en ese colesterol total de 240, analizamos que 115 son HDL y 95 de LDL, las conclusiones son bastante diferentes. Aquí podemos observar que el HDL, que debería estar por encima de 50 mg/dl está muy alto, lo que significa que comemos bien de grasas saturadas (nata, huevos, mantequilla, queso, yogur) y mono-insaturadas (aguacates, aceite de oliva, frutos secos, etc). Y el LDL está por debajo de 100 mg/dl, lo que significa que está muy bien, que comemos pocos hidratos y no hay colesterol en nuestras arterias.

En este caso, ningún doctor nos podría decir que nuestros análisis están mal. Pueden estar de acuerdo o no con el consumo de grasas, pero no puede decirnos que estamos mal por tener el HDL alto y el LDL bajo, pese a que el total de colesterol sea más alto. Esto es muy importante, y puedes estar tranquilo, te aseguro que algún médico te dirá que no está de acuerdo, que reduzcas la grasa. Tienes conocimientos suficientes para juzgar por ti mismo, ¿crees que estás haciendo algo mal? El problema es que el médico se cree que, cuando decimos grasas, nos pasamos el día comiendo bocadillos de chorizo y panceta.

El valor de LDL que suelen venir en los análisis no es real, es calculado. Esto es debido al coste del análisis y se suele hacer mediante la siguiente fórmula: Colesterol LDL = Colesterol Total - Colesterol HDL - Triglicéridos/5. Esto te lo cuento para que veas la relación que hay entre todo y la importancia de cada uno de los valores, no para que te aprendas la fórmula. No es que sea realmente importante, pero sí para las personas que tenemos los triglicéridos muy bajos; esta fórmula, llamada Friedewald, no es precisa para calcular el LDL. Hay una fórmula, conocida como «Ecuación Iraní», que corrige esto y nos calcula un LDL más preciso, y verás que el resultado es un poquito inferior.

*LDL (Ecuación Iraní) = TC/1.19 +TG/1.9 - HDL/1.1 - 38*

Y ahora, para liarlo un poco más, vamos a decir que además el LDL no tiene por qué ser «el malo». Realmente depende del tipo de partícula LDL, que puede ser «grande» o «Patrón A», y también «pequeña» o «Patrón B», que son las oxidables y dañinas. La presencia de unas u otras está directamente vinculada con la cantidad de triglicéridos. Por lo que, si tenemos un LDL 95 mg/dl y unos triglicéridos muy bajos, significa que la mayoría de las partículas LDL son grandes de patrón A, y por lo tanto inofensivas. Esto solo lo podemos ver a través de unos análisis donde nos hagan esta prueba concreta.

Es importante entender por qué una persona que come muy pocos hidratos puede que se encuentre con un LDL más alto de lo que esperaba, y no significa que sea malo. Los triglicéridos sí, eso no hay discusión, si está alto es porque están presentes en la sangre.

## Triglicéridos

Los triglicéridos son un tipo de glicerol y se forman cuando se juntan tres grupos de gliceroles, como dice su nombre. En nuestro idioma, son un tipo de grasa y constituyen la principal reserva energética de nuestro cuerpo. El origen de estos triglicéridos está asociado a la ingesta de alimentos ricos en carbohidratos y la mayoría se procesan en el hígado por exceso de calorías. Los triglicéridos necesitan a las moléculas LDL para circular por el plasma sanguíneo, y de ahí su relación.

El resultado de triglicéridos que nos da el análisis es el que contiene tu sangre en el momento de la muestra. Es un número que puede verse afectado mucho por diversas razones, como por ejemplo, lo que cenaste la noche anterior antes del análisis. Normalmente el valor de triglicéridos y el de LDL deberían estar relacionados, es decir, una persona que consuma muchos hidratos de carbono, tendrá tanto el LDL como los triglicéridos altos, y al revés, si no solemos alimentarnos con hidratos, deberíamos tener los dos valores bajos.

Los expertos dicen que el cociente HDL/Triglicéridos es el mejor indicador del riesgo cardiovascular. Un valor correcto sería inferior a 2, y por encima de 3 o 3.5 significa que probablemente eres insulinorresistente o tienes síndrome metabólico.

¿Qué pasa si me salen los triglicéridos altos y el LDL

lo tengo bajo? Pues en principio nada, que seguramente hayas comido algo antes de los análisis que haya hecho que tu cuerpo esté generando esas moléculas de triglicéridos y estén circulando por la sangre. Los días antes de los análisis intenta comer lo mejor posible para que el número salga lo más ajustado posible a la media que suele tener tu cuerpo.

Recuerdo que un amigo me llamó preocupado porque después de un mes comiendo sin hidratos se hizo una prueba y salieron resultados que no entendía: el HDL había subido, bien, el LDL había bajado, bien, pero los triglicéridos habían subido. Leí una vez un estudio en el que explicaba que, en el proceso inverso de extraer grasa abdominal para convertirla en energía (lipólisis), se generan también triglicéridos para transportarlas. Esto podría explicar que mi amigo tuviera los triglicéridos altos, pese a estar en cetosis desde hace un mes y no consumir nada de hidratos. En resumen, que tener esos triglicéridos en sangre significa que tu cuerpo los está recuperando y usándolos.

## Marcadores de inflamación

Recuerda que hemos comentado varias veces que los procesos de oxidación e inflamación son los que nos perjudican, y que ciertos nutrientes como los hidratos generan esa inflamación en nuestro cuerpo.

Podemos pedir unos análisis donde se mida la Proteína C Reactiva (PCR), la ferritina y el fibrinógeno, que son marcadores de inflamación de nuestro cuerpo. Con estos valores podemos hacernos una idea también de cómo están afectando a nuestro cuerpo. Todos ellos tienen sus valores medios y una desviación habría que analizarla y buscar el origen.

La proteína C es producida por el hígado cuando se detecta una inflamación, protegiendo los tejidos ante una lesión o infección. Por lo tanto, deberíamos tener un valor muy bajo y lo contrario puede indicar que tenemos algún proceso de inflamación. La ferritina es la proteína que almacena el hierro y se encuentra principalmente en el hígado, y nos sirve para detectar, entre otras, deficiencias nutricionales. El rango normal de ferritina puede estar entre 20 y 300 ng/dl dependiendo del sexo y edad.

También hay otros valores como la hemoglobina glicosilada o HbA1C, que nos da la glucemia media de meses anteriores, normalmente tres, y se utiliza en personas enfermas de diabetes para analizar y manejar su evolución. Un nivel normal debe ser inferior a 5.6 %.

## *Insulina y homocisteína*

Este análisis te va a costar más que te lo hagan. No lo busques en tus análisis normales del trabajo. Tendrás que hablar con tu médico y que te pida explícitamente medir la insulina. Por desgracia no es como el azúcar, que podemos medirlo con un simple pinchazo, en este caso necesitamos un laboratorio.

En los resultados nos darán la cantidad de insulina en ese momento, que lógicamente, después de ocho horas de ayuno debería ser baja. Si no es baja es otro indicador de que nuestro cuerpo necesita generar mucha insulina y algo no está bien. El objetivo principal de este análisis es para medir la insulinorresistencia que tenemos. Además, nuestro médico nos puede pedir también la prueba de la homocisteína, que se mide mediante el índice Homa-IR, y que utiliza los parámetros de glucosa e insulina para valorar la resistencia a la insulina. En condiciones normales hay una relación lógica entre la glucosa y la insulina, pero cuando estos parámetros se disparan, significa o que no estamos segregando suficiente insulina (diabetes I) o que segregamos demasiada y no es suficiente (diabetes II).

## Enzimas hepáticas

Estas son las famosas enzimas cuyas siglas nadie recuerda. Normalmente se miden tres valores que son GPT, GOT y GGT, y son los valores de transaminasas hepáticas:

- GPT o glutamato piruvato transaminasa, es una enzima presente mayormente en el hígado.
- GOT o glutamato oxalacetato transaminasa, es la enzima que está presente en hígado, corazón y músculo.
- GGT o glutamil transferasa, es la enzima que se eleva cuando hay lesión de las vías biliares.

Una variación en los valores de estas enzimas es un síntoma de que algo está pasando en alguno de estos órganos. Algunas de las enfermedades que se pueden detectar son hepatitis, cirrosis, abuso de alcohol y drogas, cáncer e incluso alguna enfermedad muscular. Los valores normales vienen especificados en cualquier análisis de sangre y debemos siempre consultar con nuestro médico especialista.

Como vimos en el capítulo de las grasas saturadas, podríamos pensar que comer tanta grasa saturada castigará más al hígado y estos valores de transaminasa subirán, pero es exactamente lo contrario. Las grasas que ingerimos, una vez procesadas por el intestino y enviadas al torrente sanguíneo, van a parar a los diferentes órganos y en ningún caso pasan por el hígado.

Lo que sí sobrecarga a nuestro hígado es la ingesta de azúcares, que solo se pueden procesar ahí, y hace que trabaje de forma intensa elevando las transaminasas hepáticas. El exceso de azúcar de las bebidas, dulces, bollería, etc., el hígado no lo puede metabolizar y termina convirtiéndolo en grasa, lo que, a lo largo de los años, se podrá convertir en un Hígado Graso No Alcohólico, una posible resistencia a la insulina y finalmente diabetes tipo 2.

Por lo tanto, observa tus enzimas y verás como no solo no incrementan sino que se reducirán y estabilizarán mucho más en cuanto elimines los hidratos de carbono. Eso significa que nuestro hígado está relajado y sin estrés.

## Vitamina D3

Siempre había oído que era bueno tomar el sol para coger algo de vitamina D, pero también últimamente solo escucho recomendaciones de uso de cremas con protección solar. La vitamina D es muy necesaria y tenemos que mantenerla en niveles superiores a 30 mcg/L, e incluso idealmente entre 40 y 50, que es cuando de verdad empieza a ayudarnos con sus funciones anticáncer, antienvejecimiento y de defensa en general. No es un parámetro que suelen medir en análisis estándar, hay que pedirlo explícitamente. Yo personalmente creo que es suficientemente importante como para tenerlo en cuenta.

La vitamina D ayuda al cuerpo a absorber el calcio y tiene un papel importante en el sistema nervioso, inmunitario y muscular, pero también puede producir envejecimiento o incluso cáncer de piel, si no lo hacemos correctamente. Nuestro cuerpo genera vitamina D a partir de la luz solar, pero también se absorbe por la piel, dieta y suplementos. El problema es que muchas veces no es suficiente y tenemos que suplementar para llegar a los 600-800 UI que se recomienda para un adulto. Los alimentos que más vitamina D tienen son los pescados grasos como el salmón, el atún y la caballa, hígado, quesos y la yema de huevo. Pero es muy recomendable comprar un suplemento de vitamina D que se vende en cualquier herbolario o farmacia.

La falta de vitamina D puede provocar desde pérdida de densidad ósea, osteoporosis, fracturas o incluso enfermedades mucho más importantes, como el raquitismo. Ya hay varios estudios que vinculan la vitamina D con diabetes, presión arterial, cáncer y enfermedades como la esclerosis múltiple. Pide consejo a los profesionales para que te recomienden la cantidad en función de tus niveles, edad y sexo.

# La importancia del sistema nervioso

Después de leer varios libros de nutrición, sobre el proceso digestivo y diferentes dietas, descubrí un día un canal de Youtube de Frank Suárez, especialista en obesidad y metabolismo. Me encantó porque son vídeos cortos respondiendo a preguntas concretas donde Frank cuenta de forma muy clarita todas las cosas, argumentando todo de una manera muy fácil de entender. Por supuesto me encantó también porque se cuestiona todas las teorías tradicionales de nutrición, defiende también el consumo de grasas saludable y porque me introdujo en un nuevo campo que no conocía, el metabolismo.

Según la Wikipedia, y copio literalmente, el metabolismo es:

El metabolismo (del griego μεταβολή, metabole, que significa cambio, más el sufijo -ισμός (-ismo), que significa cualidad, es decir la cualidad que tienen los seres vivos de poder cambiar químicamente la naturaleza de ciertas sustancias) es el conjunto de reacciones bioquímicas y procesos fisicoquímicos que ocurren en una célula y en el organismo. Estos complejos procesos interrelacionados son la base de la vida, a escala molecular y permiten las diversas actividades de las células: crecer, reproducirse, mantener sus estructuras y responder a estímulos, entre otras actividades.

Para que nos entendamos, es todo lo que pasa en nuestro cuerpo para generar energía a partir de los alimentos y sus nutrientes. El metabolismo es diferente en cada persona, no todo el mundo reacciona igual, ni tiene los mismos procesos químicos. Seguro que has oído que alguien tiene un metabolismo lento, y que por eso está más gordo que alguien que parece más activo y tiene un metabolismo normal. Si te acuerdas dijimos que una persona obesa entra en una espiral en la que el cuerpo cada vez gasta menos, se pone en modo reserva, cambia su metabolismo a lento. Como gasta menos, pero come más por la adicción del azúcar, no para de guardar reservas en forma de triglicéridos.

Por supuesto, la alimentación es uno de los principales factores que afectan al metabolismo, pero no el único. Seguro que has conocido a alguien que puede comer lo que quiera y nunca engorda. Hay otros factores como la deshidratación y problemas con la glándula del tiroides, que pueden afectar al metabolismo. Uno de los indicadores más espectaculares es la temperatura, regulada principalmente por el tiroides. Nuestro cuerpo tiene que estar a 37 ºC, y las tolerancias son muy bajas. Por debajo de 36.5 ºC las enzimas no tienen la temperatura suficiente para poder funcionar afectando a procesos de metabolismo. Una forma fácil de saber si tiene un metabolismo lento o normal es medirse la temperatura. Si tiene unos valores bajos significa que tiene un metabolismo lento y casi seguro que suele ser una persona friolera.

### ¿De qué tipo eres? Excitado o pasivo

Ya hemos dicho que no todos somos iguales y, por lo tanto, las dietas no pueden ser iguales. Existen fundamentalmente dos tipos de sistemas nerviosos: excitado o pasivo. El excitado o «simpático» está más vinculado con la parte de movimiento, con la alerta y emergencia, movimientos rápidos. Y el pasivo o «parasimpático» está más en el lado de la digestión, con la pasividad.

Las personas que tienen un sistema pasivo necesitan comer alimentos que los activen, llenos de energía como las grasas y proteínas (carne, quesos y grasas en general), tienen facilidad para comer cualquier cosa, sobre todo carne, tienen un sueño profundo y funcionan con más energía. En cambio los que tienen un sistema excitado necesitan comer alimentos que los relajen, como vegetales, duermen de forma más liviana y no tienen la misma facilidad de digestión. El estado ideal es aquel en el que tenemos un balance entre un sistema excitado y uno pasivo, pero todos tenemos algún lado predominante.

Esto es importante porque no podemos atiborrar a una persona con sistema nervioso excitado a carne roja y mucha grasa. Su cuerpo no lo tolerará bien y le costará obtener energía de esos nutrientes. Esta persona necesitará comer mucha más carne blanca, ensaladas y vegetales. Y al revés también, si una persona necesita carne y grasas, no le demos solo vegetales porque no sacará la energía de forma eficiente. Nuestro objetivo es conseguir ese equilibrio en el que podamos balancear nuestro sistema nervioso de tal manera que consigamos el máximo beneficio para nuestra salud.

¿Te acuerdas del capítulo en el que hablábamos de que todo está relacionado en nuestro cuerpo? Un cuerpo con sistema nervioso excitado generará muchas hormonas del estrés: adrenalina y cortisol. Estas hormonas hacen que el cuerpo mantenga niveles altos de glucosa en sangre, se produzca insulina y, por lo tanto, se acumulen más grasas en el abdomen. En cambio, los pasivos segregan mucha más serotonina, que tiene un efecto relajante, y mantiene el cuerpo a muchas menos revoluciones. Los pasivos tienen que tener más cuidado porque ante un exceso de comida, su cuerpo guardará antes lo que le sobra, ya que gasta menos.

El sistema nervioso excitado es un cuerpo ácido que retiene mucho sodio, justo al revés que el pasivo, que es un cuerpo alcalino y no necesita retener tanto sodio. Eso significa que los excitados padecen de alta presión, necesitan mucho potasio, que es alcalino, para compensar la acidez de sus células. Tampoco significa que los que somos pasivos podamos comer toda la sal que queramos, pero tendremos menos problemas con la sal. Otro ejemplo es el café, los que son excitados les encanta el café y el azúcar porque son ácidos y les genera placer.

Esto es importante porque además de lo que hemos aprendido sobre los carbohidratos y las grasas, tenemos que entender también qué es lo que le viene bien a nuestro sistema nervioso para conseguir ese balance. A un sistema nervioso pasivo le va a costar más meter los vegetales en su alimentación y en cambio no necesitará tanto el azúcar. A un sistema nervioso excitado le costará mucho comer grasas, no tendrá problemas con los vegetales y lo va a pasar mal con el azúcar.

El mundo del sistema nervioso es súper interesante, te invito a que leas el libro de Frank Suárez, *El Poder del Metabolismo*. Cuenta cosas súper interesantes, como que los sistemas excitados y pasivos también tienen un reloj biológico diferente. Los excitados funcionan mejor por la mañana y los pasivos, por la tarde. De ahí, las diferencias de gestión, facilidad de dormir, o incluso de cenar más o menos pronto. Es importante incluso para decidir cuándo tomar suplementos alimenticios. Dependiendo de tu sistema nervioso, debes tomar magnesio, por ejemplo, a primera hora de la mañana o incluso por la tarde.

# ¿Y qué pasa con el deporte?

Este es uno de los temas que más me gusta porque con el cambio de dieta he ganado muchísimo a la hora de practicar deporte. Por supuesto, después de haber perdido dieciocho kilos, te puedes mover de una manera mucho más ágil, sin dolores en las articulaciones, y de una manera más explosiva. Pero eso lo doy por evidente, me refiero a la hora de manejar mi energía, el aguante y la capacidad de realizar grandes esfuerzos físicos sin presencia de azúcar en mi cuerpo.

Cuando empecé a leer artículos sobre el deporte, me sorprendió que varios empiezan a coincidir en que para adelgazar la dieta supone el 90 % y el deporte solo el 10 %. Esto no significa que no tengamos que hacer deporte, por supuesto, sino que es mucho más importante controlar qué comemos y aprender a hacerlo, que salir a correr todos los días como loco. El deporte es necesario y diría yo que obligatorio, para mejorar nuestro estado general de salud, tener músculos tonificados que nos evitarán lesiones, y hasta incluso para nuestro estado de ánimo. Pero ahora veo con menos sentido la típica frase de «tengo que empezar a hacer deporte que estoy engordando mucho», no, lo que tienes que hacer es empezar a comer mejor.

Deberíamos olvidarnos de las cuentas que echamos siempre de calorías. Ya no vale decir que, si consumo 2500 kcal al día, voy a dejar de comer para bajar a 1500 kcal, y hacer deporte para gastar 2000 kcal, y con eso asegurarme que gasto todos los días 500 kcal de más. Es verdad que haciendo esto perderemos algún kilo, pero hasta que nuestro cuerpo diga que se acabó, no será fácil, y seguramente rebotaremos.

Cuando hacemos una reducción de alimentos, normalmente reducimos la cantidad de energía que le damos al cuerpo, y casi siempre lo hacemos eliminando las grasas. Esto hace que el cuerpo tenga cada vez más dificultad para mantener su metabolismo basal, tiene que entrar en modo «bajo consumo» y reducir la temperatura corporal. Empezará a mandarnos señales de hambre y de mal estar en general, lo que nos pondrá de mal humor. El cuerpo no saldrá de este estado de alerta y reserva hasta que recupere sus condiciones iniciales, y luchará contra nosotros hasta que gane, volvamos a comer y muy probablemente recuperemos todo lo que perdimos o incluso más. No le pidas encima salir a correr y darlo todo, no puede, está diciendo que no piensa gastar nada porque no le das de comer. Como ya hemos visto hasta ahora, nosotros buscamos aportar energía eficiente, que se consuma directamente y que sea duradera más que explosiva. De esta forma el cuerpo no se pondrá en alerta y tendremos energía y ganas de practicar deporte.

Si ponemos unos números como ejemplo, verás la relación imposible entre deporte y dieta. Yo he perdido quince kilos de grasas, no de peso, de grasa medida en laboratorio. Si un gramo de grasa son 9 kcal eso significa que he perdido 135 000 kcal. ¿Te imaginas perder esa cantidad de kcal haciendo deporte? Un consumo normal en un ejercicio de una hora corriendo puede estar entre 400 y 800 kcal, calcula las veces que tienes que salir a correr. Piensa también que, en nuestro consumo basal, es decir, lo que necesita el cuerpo solo para su día a día (respirar, digestión, etc.) estamos gastando entre 1100-1800 kcal. Esto supone un porcentaje muy alto de nuestro consumo diario y es sobre el que tenemos que trabajar. Salir a caminar todos los días una hora es muy saludable, pero solo consume 100-150 kcal, poco nos ayuda desde el punto de vista de adelgazar. Es mejor trabajar sobre qué hace nuestro cuerpo en el consumo basal que en media hora de deporte.

Parece bastante difícil pensar en deporte sin azúcar, pero el cuerpo es perfectamente capaz de acostumbrarse a la falta de glucosa en la dieta. Cuando hacemos un ejercicio intenso, nuestro cuerpo lo primero que hace es quemar las reservas de glucógeno de los músculos y enseguida nos pide más. Si no satisfacemos esa demanda de glucosa, el cuerpo tiene que reaccionar y estimula la obtención de triglicéridos mediante la adrenalina y utilizará la lipasa para quemarlos y obtener energía. Este no es un proceso sencillo ni rápido, y al principio nuestro cuerpo se negará, es más fácil pedir azúcar protestando que ponerse a convertir la grasa. Yo te recomendaría que los primeros días que estés sin azúcar, mientras te adaptas y tu cuerpo recupera esa tarea, no te pongas a hacer ejercicio como loco. Lo vas a notar enseguida, vas a ver que estás en cetosis, que cada vez tienes menos hambre y que ya no necesitas tanto el azúcar.

El proceso de conseguir energía de las grasas es realmente increíble. Cuando realizamos un deporte y hemos quemado todas las reservas de glucógeno del músculo, el cuerpo pide más azúcar, no tiene y empieza a soltar adrenalina para movilizar a los triglicéridos y transportarlos a los músculos, donde se oxidarán y se convertirán en energía. Si analizamos algunos números veremos que realmente es muy efectivo generar energía así. Por ejemplo, nuestra reserva de glucógeno en músculos es de 200 gr, más otros 50 gr que podemos tener en el hígado, podríamos decir que tenemos entre 250-300 gr de glucógeno. Eso convertido a calorías serían unas 800 kcal. Como verás no es una gran cantidad, está pensado para movimientos rápidos, para reacciones, no para correr una maratón. De ahí que los deportistas tomen bebidas isotónicas azucaradas o fruta durante la actividad para recargar esos depósitos de glucógeno. Nosotros no queremos eso, no le vamos a dar azúcar, que lo fabrique el organismo de nuestras grasas.

La experiencia que tengo de irme a jugar un partido durante una hora y media, a primera hora de la mañana, en ayuno de más de 10-12 horas es realmente increíble. En ningún momento tengo momentos de debilidad, ni subidas ni bajadas de ritmo, estoy mucho más despierto, físicamente y mentalmente. Lo único que hago es beber mucha agua para mantenerme hidratado y tomar algo de sales. Al principio puede parecer una locura, pero enseguida te das cuenta que no lo necesitas. Ahora me queda ponerme a estudiar los ejercicios de resistencia (HIST) o alta intensidad. Los beneficios que tiene mezclados con nuestra alimentación son espectaculares reduciendo la grasa acumulada, presión arterial, inflamación, resistencia a la insulina y muchas cosas más.

# Complementos alimenticios

Reconozco que era un total inepto sobre este increíble mundo de los complementos alimenticios. Mi madre tenía una tienda de productos naturales y siempre los he visto por casa, pero no me llamaban la atención y no creía mucho en ellos. Yo escuchaba que la gente se tomaba cartílago de tiburón o hierro, y lo primero que pensaba era «pues yo prefiero unas lentejas y un filete». Además, también creía que los complementos alimenticios eran para personas enfermas, que les pasaba o faltaba algo. Interpretaba la palabra «complemento» como que, al no comer de algo, necesitabas tomar pastillas. Quizá sea porque mi hermana ha tenido problemas de pequeña para comer, es intolerante a varias cosas, y muchas veces necesitaba tomar algún complemento. Pues ni mucho menos, los complementos alimenticios son necesarios y muy interesantes, podemos y debemos tomarlo a diario, y pueden ayudarnos a prevenir muchas enfermedades. Uno de los que más me ha sorprendido, por ejemplo, es la vitamina D3. No sabía lo importante que es y los problemas que puede generar el tener niveles bajos. Pues bien, en España, pese a que tenemos bastante sol, los niveles de vitamina D3 son bastante bajos y sería muy recomendable que, por ejemplo, todo el invierno tomáramos suplementos de esta vitamina. Recuerdo que mi madre me daba en época de exámenes el típico suplemento vitamínico que anuncian en la televisión y me decía que me ayudaría porque eran unos meses que dormía menos, comía peor, estaba nervioso, etc. Yo me los tomaba y punto, pero no entendía el porqué de cada uno de ellos.

Hay muchos tipos de complementos: magnesio, hierro, calcio, vitaminas, colágeno, enzimas, etc. Lo importante no es tomar muchos para por si acaso, sino entender cuáles necesitamos, cómo se comportan, cuando tomarlo, que parece que no, pero es muy importante, y cómo reacciona nuestro cuerpo. A continuación, voy a contaros algo más de algunos de ellos que me han parecido importantes. Libros concretos de complementos alimenticios no he encontrado muchos, algún capítulo dentro de los libros de nutrición, pero información individual de cada uno de ellos por internet hay muchísima.

## Magnesio

El magnesio es uno de los minerales más importantes que tenemos en nuestro cuerpo, concretamente el cuarto en cantidad. Más o menos el 60 % del magnesio en el cuerpo se encuentra en los huesos, y el resto se encuentra en los músculos, tejidos blandos y fluidos, incluyendo sangre. Es beneficioso y necesario para muchas funciones dentro de nuestro organismo, como, por ejemplo, interviene en las reacciones bioquímicas realizadas de forma continua por las enzimas. Cuando hacemos deporte necesitamos mucho más magnesio, entre un 10-20 % más que en estado normal. Si no se lo aportamos, a nuestro cuerpo le costará mucho más activarse. El magnesio ayuda a mover la glucosa en la sangre para los músculos y a eliminar el ácido láctico.

Y si nos enfocamos en los beneficios sobre la diabetes, el magnesio ayuda en la efectividad de la insulina, reduce la presión arterial y tiene efectos anti-inflamatorios.

Hay un vídeo muy interesante en el canal de Youtube de MetabolismoTV en el que Frank cuenta cuándo es mejor tomar el magnesio. Explica que es un mineral pesado y que nuestro cuerpo necesita procesarlo y digerirlo, por lo que es mejor tomarlo en horas en las que estemos activos, con energía y nuestro cuerpo lo pueda absorber, no cuando nos vamos a la cama. Incluso no es lo mismo en personas que tienen un sistema nervioso pasivo o excitado.

## Omega 3

¿Quién no ha visto un anuncio en la TV de omega 3? Pues tenemos para discutir un rato porque leyendo encontré un punto de vista en el que el aceite de omega 3 no es bueno ni necesario. El omega 3 es un ácido graso poliinsaturado que el cuerpo utiliza pero no puede producir por sí mismo, por lo que lo obtiene de alimentos como el pescado azul o los aceites vegetales.

El omega 3 se ha estudiado por los nutricionistas desde los años setenta y se asociaba a unos índices muy bajos de mortalidad por cardiopatías. De ahí su recomendación por los médicos a base de suplementos alimentarios.

El problema es que no nos han hablado de las consecuencias del exceso de omega 3. El omega 3 es un aceite poliinsaturado que se oxida con los rayos del sol, y provoca manchas en la piel. Esta oxidación también provoca inflamación y alteración en las membranas del cerebro e inflamación y degradación celular.

No estoy diciendo que no se coman pescados porque contienen omega 3, sino que no tomemos suplementos. Que es posible que a corto plazo puedan tener efectos positivos como ayudar a eliminar grasa, pero a largo plazo ya hemos visto que la oxidación es mucho peor.

## Enzima Q10

La coenzima Q10 se produce de manera natural en el cuerpo, pero a medida que nos hacemos mayores cuesta más, y por eso tenemos que suplementar la ingesta. Los beneficios son muy importantes: aumenta la vitalidad, energía y ayuda en la función de los músculos y del corazón.

Si te fijas no hemos parado de hablar de procesos de oxidación en el cuerpo, pues la coenzima Q10 es uno de los mejores antioxidantes. Por lo tanto, es también un indicador de enfermedades como el cáncer, la diabetes, la distrofia muscular y párkinson. Las personas que tienen alguna de estas enfermedades suelen tener también niveles más bajos de esta coenzima que una persona sana.

Además de mejorar la oxidación de nuestro cuerpo se le asocian otros tipos de beneficios como:

- Favorece la oxigenación del cuerpo y por lo tanto mejora la práctica del ejercicio físico aeróbico.
- Estimula el metabolismo del cuerpo.
- Mejora la insuficiencia cardiaca.
- Mejora el sistema inmunológico.

## Otros complementos

La vitamina D, el colágeno, la L-Carnitina, la tiamina, probióticos, etc., son otros complementos súper interesantes que podemos contemplar. No podemos tampoco volvernos locos y tomar quince pastillas todos los días, pero creo que merece la pena dedicar un poco de tiempo a entender qué hace cada uno de ellos y valorar si nos pueden ayudar en algún problema concreto.

Recuerda que debes seguir tu evolución con unos análisis, y ahí podrás valorar junto a tu médico si necesitas algún tipo de suplemento, como la vitamina D por ejemplo. Hay mucha información en internet sobre cada uno de ellos y si no puedes preguntar en tu tienda de especialidad habitual. Intenta evitar esos suplementos vitamínicos que anuncian en televisión, yo creo que son una mezcla de muchas cosas, que a veces son innecesarias y que incluso estamos mezclando o tomando de forma incorrecta.

# ¿Efecto rebote?

Siempre me preguntan que si no he vuelto a coger algo de peso, y les respondo que no, que bajé de 96 a 78 kilos, y ahí estoy desde hace muchos meses. El conocido efecto rebote de las dietas es lo más temido después de realizar un esfuerzo, de pasar hambre y de ver que habías perdido unos kilos. Pero ¿por qué se da el efecto rebote? Precisamente por eso, porque lo hemos pasado mal y en cuanto nos descuidamos un poco o hemos llegado a nuestro objetivo, volvemos a comer como antes. Aquí el problema es que hemos estado pasándolo mal, no hemos aprendido a comer bien y a entender nuestro cuerpo. Cualquiera de las dietas que hemos oído y que yo mismo he probado suelen ser restrictivas, es decir, eliminan alguno de los macronutrientes. Y además, por desgracia, suele ser la grasa. Nos mandan comer cosas que no tienen sal, todo a la plancha, sin aceite, la verdura cocida, lácteos desnatados, etc. No me extraña que duremos poco, eso es bastante difícil de aguantar mucho tiempo.

Ahora que hemos entendido cómo funciona nuestro cuerpo, que hemos recuperado las grasas y alimentos muy ricos que siempre nos habían prohibido, tenemos que intentar interiorizar esta forma de comer como algo normal, para todos los días, para toda la vida. No hay que verlo como algo puntual y que algún día deje. No, lo correcto es pensar que como así siempre y que algún día, por supuesto, comeré algo dulce, mezclaré algo que no debía, tomaré postre o lo que sea. No es un crimen, es algo puntual, y que por eso precisamente no tendrá ninguna repercusión en nuestro cuerpo. Imagínate que de siete días a la semana, seis días comes perfecto sin generar mucha insulina, quemando grasas, funcionando tu cerebro con energía a tope, y que uno de esos días comes pasta, no pasa nada, no has roto nada. No ha cambiado en tu cuerpo, no tienes que volver a empezar, simplemente es un exceso puntual de azúcar, pico de insulina y a las dos horas aquí no ha pasado nada. Piensa que venimos de lo contrario, de comer mal siete días, de tener nuestro cuerpo lleno de azúcar e insulina.

Los eventos sociales son lo peor, es muy difícil encontrar algo de comida que encaje con nuestros planes. Este verano, segundo siguiendo esta dieta keto, he estado dos semanas de vacaciones en el pueblo con la familia y creo que, de quince días, diez hemos comido hidratos o legumbres. Un día ensalada de pasta, otro día arroz, patatas con costilla, sopa con fideos, macarrones, empanada, tortilla de patata, etc. Por supuesto me la he comido, no voy a molestar a los demás, ¿y qué ha pasado? Pues lo primero que yo me encontraba peor, muchos gases, las digestiones más largas y pesadas, estaba hinchado, no vas igual al servicio, perdí algo de energía y volvía a los bajones de azúcar. Vamos, que recuperé mi adicción a los hidratos en un par de semanas. Por suerte, estos eventos sociales se acaban y volvemos a normalidad. ¿Cuánto voy a tardar en recuperarme? Pues no me pesé en la báscula después de estas dos semanas, pero es que me daba igual. Para mí son demasiados efectos negativos que no quiero recuperar y por lo tanto argumentación suficiente para volver a mi forma normal de comer. Lo que no deja de sorprenderme es lo adictivo que es el azúcar. Es que no tiene fin, me levantaba con hambre, desayunaba, a las dos horas estaba otra vez con hambre, me pasé las dos semanas comiendo solo por esa necesidad del azúcar. La verdad es que me vino muy bien para darme cuenta de lo difícil que es, de la fuerza de voluntad que hay que tener y que no merece la pena. Es súper importante la compra que haces en el supermercado, no tener la despensa llena de cosas que no debemos y que son típicas de «entre horas».

Una cosa que tenemos que evitar es ponernos objetivos de peso, porque en cuanto lo consigamos, volvemos a la carga. Al principio es normal que mires la báscula porque verás que pierdes peso enseguida, pero cuando te estés acercando a tu peso objetivo, yo te recomiendo que guardes la báscula. Ya no tienes nada más que ver, ahora tienes que notar las sensaciones de tu cuerpo. Me resultó súper curioso cómo ahora soy capaz de darme cuenta qué alimentos me sientan mal, cuándo me he pasado de hidratos, los gases que me genera la fruta si la tomo después de comer, etc. No sé si antes tenía estas sensaciones y no las entendía, seguramente sí, pero ahora desde luego, las interpreto mucho mejor y manejo lo que como.

Y por último, para controlar ese efecto rebote, son los ayunos. Como ya hemos explicado antes, no hay nada de malo en hacer ayunos, al revés, es perfecto para en caso de que hayamos tenido un par de días de exceso volvamos a la normalidad lo antes posible. Es increíble como si te tiras 16 h sin comer, por ejemplo, tu cuerpo enseguida se deshincha, pierdes la pesadez, recuperas niveles de glucosa y dejas de tener hambre cada poco tiempo. Dos consejos muy buenos que me dieron: beber mucha agua y tener siempre a mano algo de comer, como frutos secos, por ejemplo. Hay muchas veces que la sed la podemos confundir con hambre, y simplemente con beber un poco de agua podemos mantener la fase de quema de grasas sin insulina.

Resumiendo un poco:

- Nuestra nueva forma de comer tiene tantas ventajas que hay que adoptarla para siempre, no por un tiempo y con un objetivo de perder peso.
- Hemos cambiado de siete días comiendo mal a 6 días comiendo bien y uno que nos despistamos un poco. ¡¡La mejora es abismal!!
- Los ayunos son buenísimos para recuperar la «resaca» del azúcar.
- Bebe mucha agua para evitar comer entre horas.

# Los niños

Con el tema de los niños se podrían escribir cientos de libros y artículos. El nivel de conocimiento de nutrición infantil es muy bajo, y no nos damos cuenta de lo importante que es. La nutrición infantil es un tema realmente crítico y no somos conscientes de lo mal que lo estamos haciendo y de las consecuencias que va a tener a muy corto plazo. Recientemente he escuchado un par de comentarios de profesionales de nutrición que me marcaron bastante:

- Estamos creando la primera generación de la historia con menos esperanza de vida que la nuestra propia.
- Un niño de ocho años ya ha comido más azúcar que lo que ha comido su abuelo en toda su vida.

¡¡A mí realmente se me ponen los pelos de punta!! Es increíble, pero lo que a nosotros nos preocupa porque nos engorda a nuestros hijos los está matando desde pequeños. Ellos no van a engordar, consumen demasiada energía, pero por dentro los estamos envenenando. Todos los días veo en el parque a niños que sus padres les dan de merendar un *brick* de zumo y galletas, repletos de azúcar. Seguramente habrán desayunado cereales con cacao, hayan comido hidratos y por la noche les esperará alguna cena rápida con fritos, comida procesada o algo similar... Reconozcámoslo, la mayoría de los niños no comen como deberían y no es por su culpa, lógicamente. Ya hemos dicho y confirmado que el estilo de vida de los padres influye mucho, la falta de planificación, las prisas y nervios, etc.

Uno de los temas más preocupantes es la publicidad en los alimentos pensados para niños. Os invito a ir a un supermercado y mirar la sección de cereales. Todas las cajas están decoradas con dibujos, mensajes para niños, fotos de sus personajes favoritos, promoción de regalos en el interior, etc. El pasillo de los cereales, yogures y *snacks* es un verdadero festival de colores para llamar la atención de los niños. El problema es que todos estos alimentos están repletos de azúcar, chocolate, miel, colorantes y conservantes. Muchos de ellos duplican y hasta triplican la cantidad máxima recomendada de azúcar diaria por la OMS (Organización Mundial de la Salud).

Estos grandes almacenes lo que han hecho ha sido ponerlo muy fácil, todo a mano, listo para consumir, pero tenemos que evitarlo. Igual que nosotros hemos descubierto otros alimentos, tenemos que hacer lo mismo con los niños. Que se acostumbren a desayunar huevos, tomate, aguacate, etc., de mayores nos lo agradecerán, te lo prometo. Ahora hemos trasladado nuestra «moda» de comprar todo 0,0 %, sin grasas ni azúcares, a los niños. Siempre me he preguntado, si a una comida que ya tenía poco interés nutricional, le quitamos las grasas y los azúcares, ¿qué queda? Y, además, hemos cambiado el azúcar por edulcorante, que no se sabe qué es peor. ¿Tan difícil sería acostumbrar a un niño a que se coma un yogur sin azúcar? Los primeros días pondrá cara rara por ser un sabor desconocido, pero luego ya no necesitará el azúcar para nada.

A los niños los tenemos que enseñar desde pequeños, a comer y a disfrutar de la comida, convirtamos el cocinar en un juego, por ejemplo. Por supuesto hay que dedicarle algo de tiempo, pero dejemos que participen en preparar la cena todos los días. Que aprendan a elegir los ingredientes, a pelar los tomates, si tienen edad para hacerlo claro, que entiendan cómo se cocinan los alimentos, que expliquen y presenten sus platos, etc. Cocinar les sirve para desarrollarse intelectualmente, para aprender y valorar la comida. Seguramente, les cueste más decir que no a un plato de verduras que han preparado ellos mismos que a uno que se han encontrado encima de la mesa.

Con las abuelas tengo muchas discusiones porque les consienten todo tipo de alimentos cuando están en sus casas. No se por qué, pero en las neveras de las abuelas nunca faltan batidos de chocolate, fuet, yogures de sabores, zumos, aperitivos o *snacks*, galletas de chocolate, etc. Entiendo que sea una merienda más fácil y que les quieran dar todo tipo de caprichos, pero no cuesta tanto preparar otra merienda más. Mis hijos, por ejemplo, han descubierto que les encanta el atún, abren una lata cada uno y se la comen encantados. Pero por supuesto que también les gusta un bocadillo de Nutella, si les preguntan no tendrán ninguna duda, son niños.

Tenemos que pensar que estamos creando sus hábitos alimenticios, que somos su ejemplo. No podemos convencer a un niño que tiene que comer más verdura, si en casa nadie más lo hace. Recuerdo una conversación con varios amigos y padres sobre si los niños comían bien o no en el comedor del colegio. Discutían si la comida era mejor que la hicieran en el mismo colegio, o si la traían como en un *catering*, valorando la calidad que podrían ofrecer a los niños. Yo enseguida defendí que la calidad me preocupaba mucho menos que la variedad. Vamos a suponer que la empresa que ofrece el servicio de comedor tiene unos controles de calidad, que, además siendo un servicio a niños, suele ser más estricta y controlarse más. Pero para mí lo realmente importante es la variedad. Tienen un menú que se prepara todos los meses, donde se aseguran que tengan todo tipo de alimentos (legumbres, verduras, sopa, purés, carne, pescado, etc.). Es verdad que siguen siendo muy tradicionales, que toman bastantes hidratos, mezclan todo tipo de nutrientes, etc., pero ahora mismo me interesa mucho más la variedad. Mi hijo Mario, que tiene seis años, en casa no conseguimos que probara la verdura excepto en puré, en cambio en el colegio ha descubierto la lechuga, las judías verdes, el tomate y los guisantes. Pues perfecto, ya poco a poco iremos ampliando al resto de las opciones, pero por lo menos me aseguro que come los tres nutrientes. Está claro que en el colegio no voy a conseguir que no coma postre, pero no hay que volverse loco tampoco. Lo importante son los hábitos en casa, y el desayuno y la cena las hacen en casa, donde me aseguraré que coman lo mejor posible.

# Ejemplos de comidas

Cuando empecé a escribir el libro no quería hacer este capítulo, siempre me decía que era mejor que la gente comprendiera qué se puede y qué no se puede, y que ellos solos fueran pensando en nuevas comidas. Pero he visto que no, que cuesta mucho. El nivel de nutrición medio que tenemos es muy bajo, y las prisas y el estrés nos hacen tener muy poca imaginación.

Lo que peor llevo son las cenas, siempre hacemos lo mismo: un par de filetes de pollo insípidos, patatas fritas, un vaso de leche con galletas, pizza, muy poco pescado y lo peor, tiramos mucho de freidora para hacer croquetas, empanadillas o los temibles *nuggets* de pollo. Esto de cena saludable tiene muy poco, y no es que no sepamos hacer otras cosas, es que siempre vamos con prisas porque hemos llegado tarde del trabajo o hay que acostarse pronto que los niños tienen colegio mañana.

Las comidas hay que trabajarlas un poco más, sin necesidad de tirarse horas en la cocina, pero si pensamos un poco cuesta muy poco hacer cosas nuevas. Siguiendo con la cena, por ejemplo:

- Una ensalada de tomate con ventresca y un buen chorro de aceite de oliva.
- Un revuelto de huevos con jamón, guisantes, gambas, etc.
- Una ensalada con aguacate, queso, jamón o pavo.
- Setas a la plancha con alioli.
- Huevos rellenos de bonito y tomate.
- Langostinos cocidos o a la plancha.
- Pisto manchego (pimiento rojo, verde, tomate, cebolla).
- Caldos, que les encanta a los niños y en invierno son perfectos.
- Cualquier carne y pescado.
- Y cualquier verdura, por supuesto.

Está claro que sacar unas empanadillas del congelador y meterlas en la freidora es muy socorrido, pero mucho menos sano. Y si, el alioli es sano y más si lo preparamos en casa. Es una fuente de grasa y energía muy interesante para nuestro cuerpo. Recuerda, siempre que no tengas el cuerpo lleno de azúcar y la insulina por las nubes, si no lo estamos haciendo al revés.

Pero la cena no es lo que más cuesta, es el desayuno. Eso de que el hombre es un animal de costumbre lo cumplimos a rajatabla. Parece que solo sabemos desayunar zumo, café, leche y tostadas o cereales. Eso en casa, porque cuando vamos a los hoteles descubrimos y nos animamos también con las tortitas, los churros y el embutido. Normalmente tomamos muchos hidratos de carbono en el desayuno y aunque sacian mucho al principio, a las pocas horas volvemos a tener hambre.

¿Por qué no pruebas a desayunar unos huevos con jamón y un vaso de leche? o un yogur griego con frutos secos. Y, ¿por qué no?, una ensalada de tomate con aceitunas y aceite de oliva, por ejemplo. Es verdad que las opciones de desayuno sin hidratos de carbono son bastante más reducidas. En los supermercados hay decenas de tipos de cereales, galletas, bollos, panes, etc. Siempre que pongo el ejemplo, y digo que prefiero desayunar unos huevos con *bacon* a un vaso de leche con cereales, todo el mundo me critica el *bacon*. Que si tiene mucha grasa, que cómo voy a decir que eso es sano, que mucho mejor un zumo de naranja, y que los cereales no tienen nada. ¿Estás seguro? ¿Has mirado el total de azúcares que tienen esos cereales? ¿Sabes el azúcar que vas a meter a tu cuerpo con cuatro naranjas exprimidas metidas en un vaso de agua? No digo que desayunes huevos con jamón todos los días, pero por lo menos sé que son proteínas y grasas, que no van a generar insulina y que le va a dar energía a mi cuerpo.

¿Te acuerdas del capítulo en el que decíamos que todo está relacionado? Pues es importante que lo recuperemos. Hay que distinguir si tu cuerpo está preparado para consumir grasas o sigues aportándole azúcares. Aquí no vale hacer las cosas a medias. Si tu cuerpo ve que le das azúcar de vez en cuando, no se va a molestar en convertir las grasas del *bacon*, las guardará y dirá que para después, cuando no le des suficiente azúcar. Una vez que tu cuerpo ya se dé cuenta de que tiene que consumir siempre grasas, el azúcar será un extra que lleva de forma muy puntual y no pasará nada. Pero el problema es que nos quedemos a medias, y el azúcar sea lo habitual y las grasas el extra que le sobra.

Entonces, ¿desayunamos todos los días huevos con bacon? No, ya hemos visto que hay que intercalar con otras cosas como por ejemplo:

- Leche, sin abusar porque tiene lactosa.
- Yogures naturales o griegos sin azúcar.

- Quesos.
- Huevos.
- Aguacate.
- Mantequilla.
- Jamón cocido o pavo.
- Atún, sardinas, etc.
- Café o infusiones, sin azúcar.
- Frutos secos al natural.
- Coco.

Es imposible tomar cero carbohidratos, no te vuelvas loco porque la leche tiene algo de hidratos por la lactosa. Los frutos secos también tienen algo de hidratos, y tienen que ser naturales, no fritos o recubiertos de miel claro. No pasa nada, solo con quitar bollería, pan, azúcar extra de cereales y cacaos estamos ayudando a nuestro cuerpo de una manera increíble.

Vamos a por la comida principal: aquí siempre recomiendo que la disfrutes, que puedes comer cantidad sin problema, nos queda mucho día por delante y necesitamos energía. Recuerda lo básico de eliminar pan, pasta, arroz y azúcares, pero tampoco te vuelvas loco. Alguno me ha preguntado si tiene que quitar los trocitos de patata de las lentejas o apartar la zanahoria de la ensalada. No, disfrútala y listo. No sabría decirte cuantos trozos de zanahoria tendrías que comerte para compensar el azúcar que te has ahorrado en las galletas del desayuno. Como siempre, todo con moderación no hay problema. Intenta comer variado a lo largo de la semana, y quizás solo se me ocurre recomendarte que no abuses mucho de las legumbres, tienen algo de hidratos de carbono.

Y por último el «picoteo» o «entre horas», quizás lo que más cuesta. Que fácil es cuando tienes hambre ir a la despensa y coger unas patatas fritas o cualquier otro tipo de aperitivo, un trocito de pan, embutido o algún dulce. Pues lo siento mucho, esto tenemos que abandonarlo por completo, es más, deberías no volver a comprarlo para evitar tentaciones. Ya sabes que hay otras cosas más saludables que te puedes preparar como un platito con varios quesos, jamón ibérico, cocido o pavo, aceitunas, yogur natural o frutos secos. Además, estos alimentos nos van a saciar mucho más y nos ayudarán a no tener hambre y aguantar a las comidas principales, siempre generando la mínima insulina posible.

Ánimo, sé que al principio va a ser complicado, pero si le dedicas un poco de tiempo te aseguro que tu cuerpo lo agradecerá y tú también, vas a descubrir nuevos alimentos muy ricos y sanos. Recuerda que es tu cuerpo y que hay que dedicarle tiempo en la cocina, no en el supermercado.

# Análisis de dietas

Todos los finales de veranos o después de las fiestas de Navidad empezamos a ver en la televisión noticias sobre dietas milagrosas. Las librerías empiezan a llenarse de libros de dietas, recetas, ejercicios o artículos en blogs de «cómo perder 10 kilos en una semana».

No me hartaré de decir que estas famosas dietas no valen para nada, son soluciones temporales, y puede que sean hasta perjudiciales. Recuerda que nosotros estamos aprendiendo a comer, sin restricciones de ningún nutriente y bajo supervisión médica.

Aun así, me ha parecido interesante analizar por encima las más conocidas para que comprendamos por qué no son recomendables y la peculiaridad de cada una de ellas. Existen innumerables tipos de dietas, unas que se basan en la ingesta de un solo nutriente, normalmente la proteína, eliminando por completo hidratos y grasas. Otras se basan en restringir mucho la cantidad total de calorías, las hay disociadas donde no se mezclan los alimentos, otras basadas en ingerir solo frutas un par de días, etc.

## Dukan

Esta dieta Dukan se hizo muy famosa porque los resultados eran bastante atractivos en un corto periodo de tiempo. Es verdad que en la publicidad y en los libros del Dr. Dukan se hacía referencia a que al final lo importante es aprender a comer, pero no dejaban de venderlo y plantearlo como una dieta con sus cuatro fases, llenas de restricciones y eliminando nutrientes esenciales.

La primera fase de «ataque» es en la que nos proponen comer principalmente proteínas para intentar conseguir que el cuerpo entre en cetosis lo antes posible y empiece a consumir grasas. Claramente hay una restricción de los demás nutrientes, eliminando grasas e hidratos, por supuesto. En la segunda fase de «crucero» se mantiene ese consumo de proteínas y añade algo de hidratos de verduras, pero seguimos con 72 % de proteínas. La tercera fase o «consolidación» busca añadir poco a poco más alimentos, como los feculentos, el pan integral, la fruta, el queso, etc., manteniendo un día a la semana de pura proteína. Y por último, la fase de «estabilización», que nos invitan a que sea de por vida, donde se pide añadir salvado de avena, ejercicio de veinte minutos diarios y mantener un día de proteínas 100 %.

Si analizamos la dieta aplicando lo que hemos aprendido hasta ahora, verás que es una dieta restrictiva, que se basa en proteínas mayormente, que elimina grasas e hidratos y que pone al cuerpo en una situación delicada de la que tiene que defenderse. Nosotros buscamos también que el cuerpo genere energía de las grasas, pero no consumiendo solo proteína. En este caso estamos quitando al cuerpo sus dos principales fuentes de energía, hidratos y grasas. Lógicamente no le queda otra que tirar de las grasas corporales, pero a un precio alto, procesar la gran cantidad de proteínas que ingerimos. Es preferible ingerir grasas, que también hacen que el cuerpo se meta en cetosis al no generar insulina, y equilibrar la cantidad de grasas que comemos para que el cuerpo tenga que consumir también las acumuladas en nuestro cuerpo en forma de reserva.

### Sirope de Arce

La venden como una dieta «detox» porque se supone que elimina toxinas del cuerpo. Que tiene múltiples beneficios, como un descanso al «estómago», y que se recibe todos los nutrientes necesarios que necesita una persona sana gracias al sirope de savia o de arce, el agua y el limón.

Es realmente difícil entender como un alimento que está compuesto mayormente por hidratos de carbono, concretamente fructosa, puedan decirnos que cubre los nutrientes necesarios. Y sí, el estómago descansará pero el resto de nuestro cuerpo va a recibir una sobredosis de azúcar importante. Y como ya hemos visto, reaccionaremos generando mucha insulina, convirtiéndonos poco a poco en más y más insulinorresistentes y finalmente diabéticos.

Creo que no soy capaz de desarrollar absolutamente nada más sobre esta ridícula dieta. Lo peor de todo es que se venden más de 10 000 litros al año de sirope de arce y sobre todo en EE. UU. es de lo más común en desayunos y como aliño de muchas comidas.

### Dieta 500 kcal

Es una dieta en la que nos recomiendan comer un solo día a la semana solo 500 kcal, por ejemplo, los lunes, después de los excesos del fin de semana. En los ejemplos que dan para el desayuno, comida y cena, ponen fruta, yogur natural desnatado, biscote de pan integral, pollo, zumo de frutas y huevos.

Básicamente se busca reducir el número de calorías, pero sin eliminar ningún nutriente. La base de la dieta es buscar que el número de calorías consumidas sea mayor que las ingeridas. Pero seguimos tomando hidratos, zumos de fruta con todo su azúcar, y encima le quitamos la grasa a toda la comida.

Está claro que la insulina se sigue generando, los picos de glucosa también, y no vamos a conseguir que nuestro cuerpo tire de las reservas. Ni siquiera podemos considerarlo un ayuno. Nuestro cuerpo no va a cambiar la forma en la que consigue la energía, y lo único que verá es que le hemos reducido la energía puntualmente por un día. Al final estaremos provocando que nuestro metabolismo entre en modo reserva y sea mucho más lento, por lo que gastaremos menos y acumularemos más.

# La obesidad en el mundo

La Organización Mundial de la Salud (OMS) ha calificado la obesidad como una pandemia. Por si no sabes lo que es, una pandemia es la propagación de una enfermedad que afecta a todo el mundo y que es difícil de controlar. Algunos ejemplos de las últimas pandemias han sido la viruela, difteria, gripe y tuberculosis. El número de obesos se ha multiplicado exponencialmente en los últimos diez años y para el año 2030 más de un 50 % de la población del mundo tendrá sobrepeso. Será la mayor amenaza global para la salud pública a partir del 2020, por encima del tabaco y las drogas.

El incremento de la comida rápida, los alimentos ultraprocesados, el estrés y los malos hábitos alimenticios están provocando un aumento del consumo de hidratos de carbono, azúcares y grasas no saludables. El problema de la obesidad se centraba fundamentalmente en los países con altos niveles de ingresos, pero ahora se ha extendido a países con menos poder adquisitivo, donde poder acceder a alimentos frescos y más sanos se hace difícil.

Más de cuarenta millones de niños menores de cinco años tienen sobrepeso en todo el mundo. Estos niños serán obesos cuando sean adultos y muy propensos a padecer diabetes y enfermedades cardiovasculares. Más de un 50 % de la población mundial vive en países donde se producen más muertes por obesidad que por insuficiencia ponderal, que se refiere a estar por debajo del peso que se considera saludable.

La industria alimentaria ejerce una gran presión, hay muchos millones en juego. Productos como los refrescos azucarados, bollería, *snacks*, pasteles y dulces en general generan muchísimos beneficios económicos. Y por supuesto, ejercen presión para que lo consumamos sin parar, añadiendo cantidades de azúcar muy elevadas que convierten estos productos en adictivos. Utilizando *marketing* asociado a deportes, personajes famosos, dibujos para niños, etc., consiguen llamar nuestra atención cuando entramos en los supermercados. Se aprovechan de palabras como «bio» o «light» o de mensajes como «rico en fibra», para que parezca que los alimentos son más sanos. La presión es tal que los Gobiernos tampoco hacen nada, y poco a poco estamos creando una cadena de problemas gigante.

Está en nuestras manos frenar esta pandemia. Necesitamos aprender más sobre nutrición, cuidarnos, alimentarnos mejor, hacer más deporte y sobre todo enseñar a nuestros hijos desde bien pequeños lo importante que es aprender a comer. No es tan difícil, es recuperar nuestros hábitos de hace algunos años, donde se dedicaba mucho más tiempo a la comida, se consumían muchas más verduras, frutas y grasas saludables. El trabajar en el campo hacía que los cuerpos se mantuvieran mucho más en forma, ahora nos pasamos horas y horas sentado en el trabajo o delante de la televisión. Nuestra generación no sé si tiene solución, pero la de nuestros hijos por supuesto que sí. No podemos dejar que nos vean comer como lo estamos haciendo ahora porque será lo que ellos hagan dentro de unos años. El deporte además de ayudarles con la salud les aportará valores tan importantes como la humildad, el compartir, trabajo en grupo y la superación.

# *Y mis conclusiones finales*

No me podía imaginar que escribir un libro era tan difícil. No sé cuántas veces he reescrito las cosas o las cambiado de orden. He leído tantos libros y artículos sobre nutrición que tenía la cabeza llena de cosas que no me podía olvidar contar, pero tenía que hacerlo de la mejor manera posible para que todo el mundo lo entendiera. Al final decidí hacer un libro menos técnico, siguiendo un orden y evolución natural, y en base a lo que he visto en amigos y familiares que se han animado conmigo a cambiar su alimentación. Espero haber cubierto la mayoría de tus dudas, y si no pues puedes contactar conmigo y preguntarme lo que quieras. O quien sabe, ¡¡lo mismo me animo con una segunda parte!!

Solo espero haber conseguido que ahora comprendas un poco mejor a tu cuerpo, cómo funciona y que necesita. Seguramente no comas perfecto a partir de ahora, pero te acordarás de mí en esa cena que te has pasado y al día siguiente corregirás cosas. Estoy seguro que poco a poco algo habremos ganado y que consumiremos menos azúcar. La gente me pregunta siempre: «¿Ya no comes nada de pan?». Pues claro que sí, pero no una barra de pan blanco al día. Y también como fruta, pero no de postre. Y también como arroz, pero una buena paella con amigos, no un día entre diario cualquiera así plan rápido porque no da tiempo a preparar otra cosa.

Recuerda dedicar tiempo en la compra a leer las etiquetas, intenta hacerlo tú en lugar de comprarlo hecho, planifica las comidas y sobre todo evita tener en casa comida que no tiene ningún aporte nutricional. Sustituye esas patatas fritas por aceitunas, los frutos secos con miel por naturales, nada de comida procesada o precocinada y, por supuesto, nada de refrescos o zumos azucarados. Como decían nuestros padres: agüita que está muy rica.

No esperemos a llegar a los límites, ponle freno antes, no cuesta tanto manejar unos márgenes de peso más estrechos y no esperar a estar con quince kilos de más. No prestamos atención a nuestra salud hasta que el médico nos llama la atención o nos llevamos un susto, y no puede ser. Estamos hablando de nuestra vida y de muchos años, cualquier pequeña corrección que hagamos diariamente, durante los próximos quince años, tendrá mucha repercusión positiva. Si tenemos veinte años y esperamos a los 40-50 donde nuestro cuerpo ya no es tan activo, le costará mucho más adaptarse al cambio. Y si somos más mayores, no me pongas la excusa de que es muy difícil cambiar las costumbres. Recuerda la cantidad de beneficios que vas a tener en cuanto empieces a comer bien, merecen la pena, te lo aseguro.

Ahora que llevo bastante tiempo desde que empecé a comer mejor, estoy más delgado y con mucho margen de peso, me he relajado y he vuelto a comer cosas con más frecuencia de la que debería. Cuidado por favor, recuerda la espiral en la que entras. Empiezas a comer algunas cosas con azúcar y no es fácil parar, es increíble la adicción que provoca. Estoy seguro de que serás consciente y por lo menos en tu cabeza estará algo diciéndote que sabes que esto no está bien, que hay que cortarlo. Todos tenemos nuestros momentos y rachas, no pasa nada, pero en cuanto la pases, ¡¡vuelve rápido!!

Y te recomiendo que no hagas caso a la gente, ya hemos visto que rompemos muchos mitos nutricionales y la ignorancia es muy atrevida. Te van a decir mil veces que te estás equivocando, que eso no puede ser, que como me vas a decir a mí que el zumo de naranja es malo. Seguro que al principio intentarás convencerle como he hecho yo mil veces, pero no todo el mundo escucha o quiere escuchar. Cada vez veremos más noticias sobre nutrición y si investigas en internet, encontrarás muchos artículos que enseguida te darás cuenta de lo vacíos que están de argumentación científica y que solo son post mediáticos o incluso hasta patrocinados por alguna empresa farmacéutica o de alimentación. Ahora tienes capacidad más que de sobra para sacar tus propias conclusiones y seguir aprendiendo.

Y por último y más importante, cuidemos de nuestros pequeños. Sean tus hijos, sobrinos o nietos, por favor, enséñales a disfrutar de la comida de una manera más saludable. ¡¡Son el futuro!!

Si quieres contactar conmigo o leer más información te dejo toda mi información de contacto para lo que necesites:

Twitter:    @manejainsulina
Web:        *www.manejatuinsulina.com*
            *www.facebook.com/manejatuinsulina*
            info@manejatuinsulina.com

# Recursos en internet

*La meteo que viene*
*(lameteoqueviene.blogspot.com.es)*

Blog de Jorge, nutricionista infantil, con información de meteorología pero también con espectaculares artículos de nutrición. Te recomiendo empezar con estos:

- «Para adelgazar qué es mejor? Dieta o ejercicio?» (*lameteoqueviene.blogspot.com.es/2016/10/para-adelgazar-que-es-mejor-dieta-o.html*).
- «Para quemar grasas... Ingiere grasas en lugar de carbohidratos»(*lameteoqueviene.blogspot.com.es/2016/08/para-quemar-grasas-ingiere-grasas-en.html*).
- «La comida moderna nos trajo todas las enfermedades modernas (parte 1)» (*lameteoqueviene.blogspot.com.es/2017/06/la-comida-moderna-nos-trajo-todas-las.html*).
- «La comida moderna nos trajo las enfermedades modernas. Parte 2: la clave de la insulina crónicamente elevada» (*lameteoqueviene.blogspot.com.es/2017/07/la-comida-moderna-nos-trajo-las.html*).

Mil gracias Jorge por tu aporte a la sociedad, no pares de escribir artículos por favor. ¡¡A mí me has cambiado la vida!!

## *Sin Azúcar. Revelando el azúcar libre de los alimentos (www.sinazucar.org)*

Otro gran trabajo de Antonio, un fotógrafo entusiasta de la alimentación saludable y nutrición deportiva, que se ha inventado la mejor manera de expresar la cantidad de azúcar libre que hay en los alimentos cotidianos que consumimos a diario.

Te invito a que leas qué es el azúcar libre y que veas algunas de sus fotos. Estoy seguro que alguna te impactará. Yo no podré olvidar nunca cuando vi la del *colacao* que tomaban mis hijos a diario.

## *Blogs interesantes*

- *Mi dieta cojea* (*www.midietacojea.com*): blog de Aitor Sánchez, dietista y nutricionista, que tiene artículos y vídeos muy interesantes. Tiene colaboración con RTVE, un programa de radio y ha escrito un libro.
- *Juan Revenga* (*juanrevenga.com*): otro dietista y nutricionista, que tiene una página espectacular con artículos, libros y *posts* realmente interesantes.
- *Dietista enfurecida* (*twitter.com/virginut?lang=es*): una cuenta de Twitter de Virginia Gómez que dice las cosas como son, me encantan sus tweets.

### Libros interesantes

Todos estos libros son muy interesantes y fáciles de entender. Están escritos por profesionales de la nutrición y te servirán para afianzar y profundizar en los conocimientos que hemos aprendido:

- *La digestión es la cuestión.*
- *La verdad sobre el colesterol.*
- *Cómo engordamos y qué hacer al respecto.*
- *Lo que dice la ciencia para adelgazar.*
- *Lo que dice la ciencia sobre dietas, alimentación y salud.*
- *Mi dieta cojea.*
- *Mi dieta ya no cojea.*

### Youtube

Hay muchos vídeos sobre nutrición en internet, pero tengo que mencionar a una persona en especial, Frank Suárez, por la cantidad de vídeos cortos que tiene, respondiendo a dudas muy concretas y cotidianas. Además, me siento muy identificado porque no tienen ninguna formación oficial sobre dietética y nutrición, pero por interés personal se ha dedicado a estudiar y aprender todo lo relacionado sobre el metabolismo. Te recomiendo su libro sobre el metabolismo, también muy interesante. ¡¡Gracias Frank, sigue ayudando a la gente!!

Otro canal que sigo bastante es el de Salud Estratégica, de Guillermo Martín. Tiene videos realmente bien explicados, donde trata temas disruptivos como: no tomar suplementos de omega3, ayunos, etc. También tiene su página web con un blog realmente interesante para seguir.

## Enlaces

- Sección de nutrición OMS (Organización Mundial de la Salud): *www.who.int/topics/nutrition/es.*
- Recomendaciones acerca de la ingesta de azúcares para adultos y niños (OMS): *www.who.int/nutrition/publications/guidelines/sugars_intake/es.*
- Relación de hidratos e índice glucémico por ración de la Fundación para la Diabetes: *www.fundaciondiabetes.org/upload/publicaciones_ficheros/71/TABLAHC.pdf.*